"六一健康快车"项目专家委员会
北京胡亚美儿童医学研究院　　组　编

儿童心理障碍防治丛书
总主编　郑　毅

U0741315

儿童上网

看看专家怎么说

主　编◎高文斌

中国健康传媒集团
中国医药科技出版社

内 容 提 要

　　本书是中国关工委事业发展中心"六一健康快车"项目组编的《儿童心理障碍防治丛书》之一。本书以儿童接触网络的五个阶段为主线，介绍了网络游戏的特点以及网络成瘾的原理，同时结合儿童期各个阶段的心理发展规律，分阶段有重点地给出了介入和指导儿童上网的建议，旨在助力儿童养成良好的网络行为。适合社会公众增强心理科学意识，提升心理科学素养。

图书在版编目（CIP）数据

　　儿童上网　看看专家怎么说/高文斌主编. —北京：中国医药科技出版社，2019.6
（儿童心理障碍防治丛书）
　　ISBN 978-7-5214-1098-3

　　Ⅰ.①儿…　Ⅱ.①高…　Ⅲ.①儿童—互联网络—病态心理学—防治　Ⅳ.① C913.5
② B844.14

　　中国版本图书馆 CIP 数据核字（2019）第 068220 号

美术编辑　陈君杞
版式设计　南博文化

出版　**中国健康传媒集团** | 中国医药科技出版社
地址　北京市海淀区文慧园北路甲 22 号
邮编　100082
电话　发行：010-62227427　邮购：010-62236938
网址　www. cmstp. com
规格　710×1000mm $^1/_{16}$
印张　9 $^1/_2$
字数　118 千字
版次　2019 年 6 月第 1 版
印次　2019 年 7 月第 2 次印刷
印刷　三河市万龙印装有限公司
经销　全国各地新华书店
书号　ISBN 978-7-5214-1098-3
定价　**45.00 元**

获取新书信息、投稿、为图书纠错，请扫码联系我们。

关注儿童心理健康

促进儿童全面发展

顾秀莲 二〇一九年

三月二十日

第十届全国人大常委会副委员长、中国关心下一代
工作委员会主任顾秀莲题词

丛书编委会

总　主　编　郑　毅（北京安定医院）

执行总主编　王廷礼（北京胡亚美儿童医学研究院）

编　　　委　（以姓氏笔画为序）

　　　　　　　王书荃（中国教育科学研究院）

　　　　　　　古桂雄（苏州大学附属儿童医院）

　　　　　　　刘　靖（北京大学第六医院）

　　　　　　　刘振寰（广州中医药大学附属南海妇产儿童医院）

　　　　　　　杜亚松（上海交通大学医学院附属精神卫生中心）

　　　　　　　陈飞龙（上海六一儿童医院）

　　　　　　　罗学荣（中南大学湘雅二医院）

　　　　　　　柯晓燕（南京医科大学附属脑科医院）

　　　　　　　高文斌（中国科学院心理研究所）

　　　　　　　崔永华（北京儿童医院）

　　　　　　　韩新民（江苏省中医院）

学 术 秘 书　周玉明（北京安定医院）

策　　　划　郎亚龙（中国关心下一代工作委员会事业发展中心）

　　　　　　　梅　建（中国心理学会心理学标准与服务研究委员会）

统　　　筹　李雷刚（中国关工委事业发展中心"六一健康快车"项目办公室）

　　　　　　　陈飞扬（中国关工委事业发展中心"六一健康快车"项目办公室）

工 作 人 员　张　晨　侯晓菊　韩秀兰

本书编委会

主 编 高文斌

副主编 （以姓氏笔画为序）

　　　　杜亚松　张新玲　陶　婷

编 委 （以姓氏笔画为序）

　　　　王利刚　孙金磊　张新玲　张静怡

　　　　陈晓军　周　悦　唐义诚　陶　婷

　　　　崔雪英

序

儿童是家庭的希望、祖国的未来。国家发展，人民幸福，端赖亿万百姓身心健康，尤其是儿童的身心健康。儿童健康，特别是儿童心理健康事关实现中华强国之梦。

党中央、国务院高度重视儿童的心理健康问题，特别是党的十八大以来，把儿童心理健康作为一项国家战略，做出了全面和系统部署。习近平总书记2016年3月在中央全面深化改革领导小组第二十二次会议上，讨论《关于加强儿童医疗卫生服务改革与发展的意见》时强调"儿童健康事关家庭幸福与民族未来"。在党的十九大报告中，习总书记语重心长地讲到"加强社会心理服务体系建设，培育自尊自信、理性平和、积极向上的社会心态。"

为全面落实党和国家关于儿童心理健康战略，在中国关心下一代工作委员会事业发展中心"六一健康快车"项目专家委员会的组织下，由北京安定医院郑毅教授力邀全国从事儿童心理障碍咨询、评估、诊疗、康复一线的100多位专家，编撰了《儿童心理障碍防治丛书》。这套丛书是在各位专家多年临床经验的基础上，将儿童心理发展规律、家庭对儿童心理发展的影响、儿童心理障碍的表现、诊断与治疗等等一一道来。该书言简意赅，内容通俗易懂，融知识性与科学性为一体，既适用于基层医务人员，又适用于患儿家长，是普及儿童心理健康知识的一套难得的优秀科普类读物。

原国家卫生计生委副主任
中国医药卫生文化协会会长 陈啸宏

2019年5月于北京

前　言

心理健康是衡量儿童健康的重要指标，是世界卫生组织提倡的"全面健康理念"的核心。特别是儿童心理健康，是"实施健康中国战略"的基础，是全生命周期健康管理的根基。

据2015年《中国儿童青少年心理健康问题的现状》中强调："在刚刚迈进新世纪之时，回顾上一世纪医学的发展，我们欣喜地看到医学在战胜躯体疾病方面所取得的成就，但我们也痛心地看到精神/心理障碍给人们带来的痛苦、给社会发展和进步造成的阻碍并未得到有效地扼制，精神障碍和自杀已占到中国疾病总体负担的第一位。心理健康受人们重视的程度是与社会的发达程度相关联的。一般来说，社会的发展程度越高，人们所承受的压力越大，心理健康问题越突出。经过二十余年的改革开放，中国在经济建设方面取得了令世人瞩目的成就，人民生活水平已有很大改观。但相应地，人们所承受的心理压力愈来愈大，心理问题越来越多。"

"中国大陆18岁以下未成年人约有3.67亿人，据保守估计，患有各类学习、情绪、行为障碍者约有3000万人。其中，中、小学生心理障碍患病率为21.6%~32.0%，突出表现为人际关系、情绪稳定性和学习适应方面的问题。仅常见的儿童注意缺陷多动障碍的患病率即为5.07%±1.70%，其中北京为5.7%、湖南为6.0%，据估计有30%会发展为成人注意缺陷多动障碍；阅读障碍的患病率在北京为2.9%、湖南为3.3%。大学生中，16.0%~25.4%有心理障碍，以焦虑不安、恐怖、神经衰弱、强迫症状和抑郁情绪为主。根据北京大学精神卫生研究所对北京16所大学学生10年中辍学原因的分析，1982年以前主要为传染性疾病，而1982年以后则以精神障碍为主。并且，心理问题有上升的趋势。如北京大学精神卫生研究所的研究表明：1984年北京地区儿童行为问题患病率为8.3%，1993年为10.9%，1998年全国十二城市的儿童行为问题患病率为13.4%，2002年北京中关村地区部分重点小学儿童行为问题患病率为18.2%，并且主要以焦虑、抑郁等神经症行为的增多为主。"

党中央、国务院十分重视儿童心理健康。2012年，党的十八大提出"健康是促进人的全面发展的必然要求"。

习近平总书记在2016年全国卫生与健康大会上指出："没有全民健康，就没有全面小康。要把人民健康放在优先发展的战略地位……要重视少年儿童健康，全面加强幼儿园、中小学的卫生与健康工作，加强健康知识宣传力度，提高学生主动防病意识……要加大心理健康问题基础性研究，做好心理健康知识和心理疾病科普工作，规范发展心理治疗、心理咨询等心理健康服务。"党的十九大报告中指出："100%精神专科医院设立心理门诊，40%二级以上综合医院开设心理门诊。培育发展一批社会心理服务专业机构，为大众提供专业化、规范化的心理健康服务。"

2016年8月，中共中央、国务院在印发的《"健康中国2030"规划纲要》中指出："加强心理健康服务体系建设和规范化管理。加大全民心理健康科普宣传力度，提升心理健康素养。加强对抑郁症、焦虑症等常见精神障碍和心理行为问题的干预，加大对重点人群心理问题早期发现和及时干预力度。加强严重精神障碍患者报告登记和救治救助管理。全面推进精神障碍社区康复服务。提高突发事件心理危机的干预能力和水平。到2030年，常见精神障碍防治和心理行为问题识别干预水平显著提高。"

2016年12月，国家卫生计生委、中宣部等22个部门联合发布了《关于加强心理健康服务的指导意见》，强调："全面加强儿童青少年心理健康教育。学前教育机构应当关注和满足儿童心理发展需要，保持儿童积极的情绪状态，让儿童感受到尊重和接纳。特殊教育机构要针对学生身心特点开展心理健康教育，注重培养学生自尊、自信、自强、自立的心理品质。中小学校要重视学生的心理健康教育，培养积极乐观、健康向上的心理品质，促进学生身心可持续发展。高等院校要积极开设心理健康教育课程，开展心理健康教育活动；重视提升大学生的心理调适能力，保持良好的适应能力，重视自杀预防，开展心理危机干预。共青团等组织要与学校、家庭、社会携手，开展'培育积极的心理品质，培养良好的行为习惯'的心理健康促进活动，提高学生自我情绪调适能力，尤其要关心留守儿童、流动儿童心理健康，为遭受学生欺凌和校园暴力、家庭暴力、性侵犯等儿童青少年提供及时的心理创伤干预。"

2018年12月，为贯彻落实党的十九大精神，国家卫生健康委员会等10部委，联合发布了《关于印发全国社会心理服务体系建设试点工作方案的通知》，提出了"为大众提供专业化、规范化的心理健康服务"的要求。

党中央、国务院从健康中国建设大局着眼，将儿童心理健康作为一项国家战略，做出了全面谋划与系统部署。我们从事儿童心理障碍防治的工作人员，为了响应党与政府的号召，践行儿童心理健康战略，提高基层医疗保健机构儿科、儿童保健科、心理咨询专业人员对儿童心理障碍的早发现、早诊疗、早干预水平；让患儿家长对儿童心理障碍有一个正确认识，配合专业机构做好规范化治疗、干预及家庭康复。在中国关心下一代工作委员会事业中心"六一健康快车"项目专家委员会的统一组织下，由北京安定医院郑毅教授担任总主编，从2016年4月开始谋划《儿童心理障碍防治丛书》的编写工作，撰写编写大纲，确定编撰内容，商榷分册主编，力邀全国100多位从事儿童心理障碍防治专家（包括西医精神科、发育行为科、儿童保健科、中医儿科、儿童特殊教授等），于同年6月中旬在成都召开了第一次编写会，并提出了如下编写要求。

观点鲜明，通俗易懂，深入浅出，图文并茂；融科学性、知识性与趣味性于一体；既有指导性，又有服务性。

一是科学性

科学性是这套科普丛书创作的生命。即内容正确，数据、引文、用词准确；所论述的科普知识、技术和方法准确无误；要让读者了解准确的、可信的、有价值的儿童心理障碍疾病早期表现，并能得到及时、有效、规范的诊疗信息以及多学科（医疗、心理、教育、社会、康复、家庭）综合防治方法。

二是可读性

可读性是这套丛书创作与出版的价值。首先要有一个吸引读者眼球的书名与目录，才会引导读者去阅读全书的内容。其次雅俗共赏，通俗是科普写作最基本、也是最重要的要求，内容通俗易懂，贴近基层医生与家长；写作方法深入浅出；少用专业术语；化抽象为具体；雅致是要给读者一个轻松的阅读环境，即有雅兴的"轻阅读"。再就是在写作形式上要尽量新颖，增加人文关怀内容，典型的案例或故事最容易抓住读者的眼球，激发读者的阅读兴趣。

三是实用性

实用性是这套丛书创作的先决条件。鉴于这套丛书的读者为基层医生与患儿家长，其实用性就更为重要。

1. 要看得懂。少讲大道理，多讲行之有效的实用方法；少用医学术语，尽量用较通俗的语言进行创作。

2. 要用得上。力求每一本书的基本内容用得上，思维方法用得上，操作技术用得上。

3. 突出多学科综合干预。作者要结合自己所从事的专业工作，将中西医诊疗方法（西医的诊断、评估、药物治疗；中医的辨证论治、推拿、外治、药膳食疗）、心理咨询、康复训练、家庭康复指导等经验展示给读者。

第一次编写会后，8个分册的编者，历经3年的辛苦耕耘，全部完成了《儿童心理障碍防治丛书》的编撰任务。具体分册为：

《儿童心理障碍　看看专家怎么说》，为全书的主干内容，本书详细介绍了不同年龄阶段的儿童心理发展规律和特点，儿童心理健康的影响因素，如何为孩子心理健康发展提供良好的环境。结合实际案例介绍了儿童青少年心理问题及障碍的早期表现，当孩子出现心理问题时家长和老师等该如何正确处理。

《儿童多动症　看看专家怎么说》，本书共分认识儿童多动症、预防儿童多动症、治疗儿童多动症、照料儿童多动症四部分，介绍了儿童多动症的基本知识、防治方法和干预措施，并从中医药学和西医学的不同侧面详细描述了儿童多动症的研究进展、症状表现、诊断、治疗及辨证施治的特色和优势。

《儿童抽动症　看看专家怎么说》，本书从中西医结合的角度，介绍了抽动症这一常见慢性神经精神障碍的病因、病理生理机制、临床表现到治疗、康复和预后等每个环节的最新进展，同时重点介绍了家长护理的技巧和方法。

《孤独症和阿斯伯格综合征　看看专家怎么说》，本书介绍了儿童孤独症和阿斯伯格综合征的表现、发病原因以及治疗干预方法，并着重讲解了专业康复与家庭康复的方法、技能与注意事项。

《儿童情绪障碍　看看专家怎么说》，本书分为焦虑障碍与抑郁障碍两篇，重点介绍了每种疾病的概念、流行病学、临床常见的表现（西医常见的症状和中医的证候辨识）、导致该疾病发生的因素、对患儿影响、疾病的识别和诊断、中西治疗方法和家庭康复治疗等内容，而且每一类疾病均附有案例。

《儿童进食与排泄障碍　看看专家怎么说》，"进食障碍"讲了神经性厌食症、贪食症、异食症、儿童肥胖症；"排泄障碍"讲了遗尿症和遗粪症。书中重点从中西医两个方面来阐述这6种疾病的概念、临床表现、疾病形成的影响因素、对患儿的不良影响、如何进行辨识与诊断，以及常用的中西医治疗方法和疾病预防方法。

《儿童智力障碍　看看专家怎么说》，本书全方位地介绍儿童智力障碍的发病原因、临床表现、诊断与鉴别、中西医治疗方法，强调了家庭康复的重要性，并介绍了家庭康复方法。

《儿童上网　看看专家怎么说》，本书以儿童接触网络的5个阶段为主线，介绍了网络游戏的特点以及网络成瘾的原理，同时结合儿童期各个阶段的心理发展规律，分阶段有重点地给出了介入和指导儿童上网的建议，旨在助力儿童养成良好的网络行为。

在这套丛书的编写过程中，得到了世界医疗网、上海六一儿童医院的大力支持，在此表示衷心感谢！

　　各分册主编及绝大多数编者都工作在繁忙的临床、科研、教学一线，为了儿童的心理健康，挤出有限的休息时间来承担编写任务，难能可贵，在此一并表示由衷的感谢！

　　由于编写时间紧迫，加之多动症、抽动症、孤独症等病因尚不十分明确，以及医学知识不断更新，书中可能存在不尽人意之处，真诚地请各位专家、读者朋友多提宝贵意见。

总主编　郑　毅

执行总主编　王廷礼

2019年5月

编写说明

自从有了互联网，人们的购物方式、沟通交往方式、表达方式，甚至信息处理和记忆方式都受到不同程度的影响。如此背景下，只要是在互联网覆盖的地方，几乎每个儿童一出生，就"泡"在网络的汪洋大海之中。儿童触网的年龄越来越低，使用网络的行为越来越成熟，学习掌握网络技术的能力越来越强，这都是网络时代的正常现象。但儿童处于身心发展的重要时期，面对互联网的诱惑，自制力相对较差，加上互联网的渗透渠道多种多样，如果儿童不能很好地使用互联网，就极易形成网络成瘾。

网络成瘾指对网络过度与不合理的使用。随着近几年青少年网络成瘾案例的增多，亟须使患儿家长、基层医疗保健机构儿科、儿童保健科、心理咨询专业人员对网络成瘾有科学、全面的认识。由此，中国关工委事业发展中心"六一健康快车"项目专家委员会组织全国知名专家编撰了《儿童心理障碍防治丛书》。

健康地使用网络，在这个时代，属于儿童应该掌握的技能。

怎样获得健康使用网络的技能，同时也做好预防和治疗网络成瘾的准备呢？本书强调了在儿童触网之初应该做好的相关准备和指导，这些对于技能获取和网络成瘾的预防非常重要，同时这也是本书的立足点。而对于已经出现网络成瘾问题的家庭，本书也做了相关分析和解答。

本书的主笔团队是中国科学院心理研究所高文斌研究团队。自2004年承担国内首个网络成瘾国家级课题以来，该团队一直致力于网络游戏成瘾背后机制的探究，首次针对网络病理性使用的机制提出了失补偿假说；团队成员王利刚博士2015年承担的国家自然科学基金，更是从自我损耗和冲动控制的角度对网络成瘾的机制进行了深入探索。整个团队在网络成瘾领域积累了丰富的研究成果和实际应用经验。在本团队前期工作的基础上，借鉴国内网络成瘾研究领域内专家的研究成果，本着科学性、可读性、实用性的原则编写了本书。

本书的编制工作通过中国关工委事业发展中心"六一健康快车"项目专家委员会统一部署，建立由各专业机构和领域专家组成的联合工作队伍，采取专家意见咨询、热点征集、满意度评价等多种方式，形成专家与公众共同参与的有效模式。

作为一本科普书籍，本书希望能有助于广大家长、教育工作者，以及相关的医务工作者建立网络使用的科学认识。同时，也希望能帮助指导家长、教师和相关的医务工作者，更好地去防治网络成瘾问题。

本书在编写过程中得到了很多相关领域专家的大力支持，感谢上海市精神卫生中心杜亚松老师为本书提供的临床案例，感谢中国科学院心理研究所的高晶老师在网络成瘾的研究和临床干预中给予的指导与支持。互联网发展迅速，新现象、新情况层出不穷，由于时间紧促，书中有些资料可能会有不尽之处，敬请各位读者予以批评指正。我们会进一步关注网络成瘾这个领域的新进展，希望能够给读者提供及时有效的帮助。

编者

2019年2月

目录
Contents

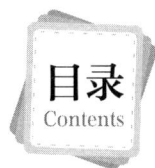

第一章　网络时代的儿童 ·· 1

一、儿童触网全景图 ·· 1

二、网络时代下的儿童心理新趋势 ······················· 9

第二章　迷失网络为哪般 ·· 12

一、网络成瘾，并不简单 ······································ 12

二、孩子成瘾，网络里到底有什么 ····················· 17

三、网络成瘾：皆因失补偿 ································· 22

四、小心您的孩子被淘汰 ······································ 49

五、成瘾的为什么都是青少年 ···························· 51

第三章　让孩子安全触网 ·· 54

一、网游是游戏，但也只是游戏中的一种 ·········· 54

二、让儿童安全触网 ·· 56

三、玩网络，还是被网络"玩" ························· 60

第四章　避免网络成瘾，要懂点心理学 ·············· 67

一、儿童心理发展的规律 ······································ 67

二、自我控制能力的早期培养要点 ····················· 75

三、儿童成长评估与网络使用量表 ····················· 82

第五章　你才是孩子上网的桥梁 ·························· 90

一、网络时代下的亲子关系 ································· 90

二、孩子是父母的镜子 ·· 96

三、家长最关心的问题 ·· 104

第六章 互联网"军规"：三大纪律，八项注意 ············· 118
　　一、三大纪律 ·· 119
　　二、八项注意 ·· 123

第一章 网络时代的儿童

一、儿童触网全景图

（一）概述

儿童（0~18岁）通过媒介来接触网络，以最常见的手机为例，儿童从接触手机到完全自主使用手机各种功能的过程可分为五个大的阶段：

① 玩具阶段：以孩子被动接受手机信息为主，此时家长对孩子接触手机的态度不设防，甚至还有强化；

② 游戏阶段：以孩子主动要手机为主要表现，此时家长会配合孩子的要求；

③ 卷入阶段：以孩子会玩复杂手机游戏为主要表现，此时家长会出现担忧情绪，并限制孩子玩手机；

④ 矛盾阶段：主要在孩子入学以后，此时孩子在课业上需要用到手机的机会骤增，家长需设置规则，教会孩子使用技巧；

⑤ 自控阶段：孩子使用的手机功能升级，孩子会用手机进行社交活动，玩大型复杂的在线游戏等，此时孩子使用手机的习惯模式基本定型。

每个阶段都是前一个阶段的升级，在前一个阶段已掌握的技能、已养成的习惯和模式上进行叠加与升级。

延伸阅读

从调查看儿童上网情况

2017年发布的一份广东省少年儿童网络素养状况调查报告显示，广东省触网人群出现明显的低龄化趋势，超过23%的学龄前儿童（3~6岁）每天使用网络的时间在30分钟以上，5岁时使用网络时间超过30分钟的儿童达到31.9%。其中，8.5%的7岁儿童进行过网购，14.4%的7岁儿童在网上发布图片、视频或文字，一些儿童3岁就开始使用聊天软件，10岁时聊天软件接触率达到52.9%。

当今社会，网络无处不在。只要是在互联网覆盖的地方，几乎每个儿童一出生，就"泡"在网络的汪洋大海之中。儿童触网的年龄越来越低，使用网络行为越来越成熟，学习网络技术的能力越来越强，这些可以说是网络时代的正常现象。然而，网络对儿童而言也是一把"双刃剑"，一方面可以让儿童更早接触现代人必备的网络知识，为他们打开通往未知世界的大门；另一方面，过早触网也容易让儿童沉溺于网络游戏等虚拟空间内无法自拔，容易对儿童正常学习和成长造成影响和干扰。

随着信息时代媒介的融合变化与飞速发展，媒介在儿童生活中扮演着越来越重要的角色。2010年至今，智能手机风暴更是极大地加快了媒介对儿童生活影响的进程。许多孩子在不会说话、不会认字的时候，就已经会用手指在手机和平板电脑屏幕上划来划去；在还没有完全会用语言表达、用文字写作时，就可以通过视觉、听觉、触觉来接受电子媒介的各种信息，并与之互动。人类从没像今天这样，从出生开始便密切接触媒介、使用媒介、依赖媒介。于是，社会各界对智能手机发出种种疑问：儿童该如何接触这些媒介？这个过程具有哪些阶段性特征？我们应该怎么教育已卷入这些新媒介的儿童？

儿童通过媒介来接触网络，智能手机是最常见的媒介之一。手机，又称移动电话，是一个便携通信设备。智能手机像笔记本电脑一样，拥有自身独立的操作系统，兼具运用网络运营商数据流量上网和接入无线网络的功能，可以按用户需求安装音乐、游戏等第三方提供的程序。同时，它具备传统非智能手机的基本功能，如通话、发短信、拍照、录音、记事、计算、看日历和时钟等功能。智能手机如今已成为大家生活中的必备品。便捷的触屏操作，众多的游戏服务应用，便利人们生活的同时，也使得儿童成为智能手机的青睐者。有的家长将手机作为"电子保姆"，让孩子安静；有的家长则自己沉迷于手机世界，忽略孩子；还有的家庭甚至发生大人和孩子争夺手机的战争。

（二）健康网络行为养成的五个阶段

根据当前社会实际情况，从一个孩子婴幼儿期间接触像手机或电脑这类的互联网终端开始，家长的目标就是为了能够让儿童养成良好的网络生活习惯。在这个过程中，一开始是家长主动，之后可能出现孩子跟家长的共同博弈，到最后孩子能够自主、自控上网，这是我们期望的健康网络行为习惯养成的过程。如果在这个过程中有偏差，最后的结果可能就不是孩子玩网络，而是孩子被网络玩了。

以手机上网为例，儿童从接触手机到完全自主使用手机各种功能的过程，可分为如下五个大的阶段：

1. 玩具阶段：家长主动哄孩子

此阶段以孩子被动接受手机信息为主，此时家长对孩子接触手机的态度不设防，甚至还有强化。

针对低龄儿童甚至婴儿开发和投放市场的手机软件日渐增多。一种比较流行的为婴儿设计的软件是幼教软件，父母和婴儿能够一起使用这个软件。蹒跚学步的婴儿也许在玩手机游戏上更有潜力，因为他们的认知能力已经发展到能够识别符号和象征。识别符号和象征是玩电子游戏所需要的一种基本能力，因为大多数电子游戏都要归功于有意义的图形和符号。

此阶段的孩子年龄处于0~2岁，对应的儿童心理发展阶段是处于第一阶段，即无意识地适应环境。此阶段的主要特征为借助于吸收能力来适应生活，他们无意识地去感受周围环境中各种事物的特征，以获得大量的印象。儿童生命的第一阶段是一个适应的阶段。儿童的这种特殊适应能力将儿童的出生地变成他将要永远生存的地方，就好像他唯一能说流利的语言是母语一样。

由于此阶段孩子处于无意识地适应环境的心理阶段，他们对于收集信息也是处于被动接受的状态，接受方式主要包括家长给孩子在网络上订购或者下载相关早期智力开发的早教小动画、孩子哭闹且家长没有办法有效制止时用于哄孩子的趣味动画片等。此时，家长对孩子接触手机的态度是欣然接受的。如今"低头族"父母越来越多，跟孩子的交流越来越少，有的父母为了便于照看宝宝，更是将手机或平板电脑直接拿给孩子看视频，这种行为无形中对孩子接触手机起到了一定的强化作用。

需要关注的是，对蹒跚学步的婴儿来说，手机游戏或者视频动画可能是一种消极的分心刺激。婴幼儿时期孩子的一项重要任务就是建立自我，要认识到自己与其他人、周围的世界都是不同的。对于还分不清自己和周围的物理世界之间界限的低龄儿童来说，手机游戏或者视频动画的世界可能太过复杂，充满了虚构的幻想，不利于孩子成长。

2. 游戏阶段：孩子要，家长给

此阶段以孩子主动要手机为主要表现，此时家长会配合孩子的要求。

此阶段是游戏和伪装的黄金时期。儿童具有伪装的认知能力，他们能够模仿不存在的原型，并且以游戏的方式来反映现实（不仅是外部的现实世界，还有他们内心的感觉世界）。他们能够通过各种游戏媒介——从建造城堡，到玩过家家和洋娃娃，再到听相当精美的奇幻世界构成的故事——创造出许多东西。简言之，不管是自己玩还是和同伴一起玩，他们都能够投入到各种需要组织和计划的游戏中。

此阶段的孩子年龄处于3~4岁，对应的儿童心理发展阶段处于第二阶段，即有意识地感受环境。这一时期孩子的心理发展是一个从无意识到有意识的发展时期，他们已经具备有意识地利用环境，并将无意识获得的东西进行有意识地加工和充实的能力。此阶段的儿童由于在上一个阶段中已接触过手机或者已"尝到"手机的甜头，因此会出现主动向家长索要手机的行为。此时索要手机的意图主要包括玩简单的小游戏、观看动画视频等，家长对于孩子的要求，会保持尽量满足的态度。原因有两个，一是家长工作繁忙，手机可以作为使孩子瞬间安静、独立玩耍的法宝；二是孩子在玩手机时，精神集中，家长认为筛选的幼教小短片也许可以起到一定教育作用。因此，对于孩子主动提出玩手机的要求，大多数家长都会选择配合孩子。

3. 卷入阶段：孩子玩high，家长限制

以孩子会玩复杂手机游戏为主要表现，此时家长会出现担忧情绪，并限制孩子玩手机。

此阶段的孩子年龄处于5~6岁，一般处于幼儿园教育阶段，该阶段是儿童从家庭进入集体生活的过渡期。随着进入幼儿园后生活范围扩大，接触人群增多，5~6岁的儿童有了一定的独立性，对新事物的好奇感和探索欲也在增强。但是，由于生理发展限制，此阶段儿童总是很难集中注意力，儿童的实际能力与需求之间的矛盾由此产生，适当玩游戏能够帮助儿童锻炼自己的能力，从而解决这项矛盾，帮助儿童心理健康发展。此阶段儿童不同于前两个阶段，不再是被动接受手机信息，或只是主动向家长索要手机这么简单，而是开始接触较为复杂的手机游戏，并且游戏种类丰富多样，多为益智类游戏，类型主要分为推理解谜、趣味启蒙、综合认知、创造获得和多人合作五大类。

与此同时，我们看到虽然确实存在针对学龄前儿童的电子游戏，但是他们对大脑的开发似乎并没有比积木类的游戏更有帮助。此阶段的儿童要通过身体探索来发展良好、健全的运动技能，才能有助于发展未来的认知能力，进而理解他们周围的世界。虽然大多数的电子游戏能够给儿童提供练习手和眼协调性的机会，但是却忽略了儿童健全的运动技能，并且通过软件和输入

设备限制了儿童对特定活动的探索，尽管事实上限制儿童对积木探索的唯一因素就是他们自己的想象力。另外，通过在日常生活对重要概念的学习，此阶段的儿童从真实生活中获取了丰富的认知经验，因为这种学习发生在自然环境中。

此时，孩子会玩复杂的手机游戏，家长认为某些益智类游戏对孩子开发智力有好处。但由于孩子"泡"在手机上的时间过长，就会影响孩子正常的吃饭、睡觉等日常作息，甚至出现影响坐姿、视力等问题，家长便会开始限制孩子玩手机的时间。限制方式大致分为两类，一类为有规则式的民主类，即家长与孩子协商每次玩游戏时间的长短，例如每天只能玩一次手机，一次30分钟等；另一类为无规则式的强制类，即家长与孩子不针对手机问题进行协商，而是家长每次看到孩子在玩游戏，便大声呵斥"不要再玩了"，并强制性地没收手机。当家长采用这种方式时，通常孩子的抵触情绪会非常激烈，且从长远来看并无实际效果。

4. 矛盾阶段：学习机，也是游戏机

主要在孩子入学以后，此时孩子在作业上需要用到手机的机会骤增，家长需设置规则、教会孩子使用技巧。

此阶段的孩子年龄处于7~10岁，对应心理发展阶段为学龄期，包含三个明显的特征：一是离开过去那种狭小的生活圈子；二是开始具有抽象思维能力；三是产生道德意识和社会责任感。这个阶段的儿童开始正式进入学校，可以充分享用电子游戏带来的特殊好处。他们的大脑已经发展到可以欣赏电子游戏的画面感和真实感。同样，此阶段儿童在心理上也已经可以接受游戏关卡和不同难度水平的挑战。特别的是，他们建立了同时思考两种关系的能力，使得他们在面对电子游戏中无数的问题能够选择最适当的解决策略。最后，此阶段儿童也发展出与同伴合作的能力，使得他们能够享受电子游戏的互动性。因此，此阶段的儿童热衷于玩网络游戏，游戏类型以稍微小型的在线游戏居多，

他们可以在游戏中互动、结交志趣相投的朋友，并且互相交流技巧等。然而，除了认知能力的发展，还有其他的原因使此阶段儿童适合玩电子游戏，这些原因中最主要的一个就是电子游戏能够激发儿童特殊的兴趣。例如，很多7~8岁的儿童都开始参加体育运动，很多9~10岁儿童都专注于某种专门的体育运动。这些儿童通常会把电子游戏中的运动游戏当作表达他们兴趣和激情的另一种方式。

入学以后，学校老师根据教学要求，可能会以电子版的形式上传学习资料、布置课后作业等，那么孩子接触手机的机会骤然猛增，这为孩子本就热衷于玩游戏的内心提供便利的"机会"，再加上这个时候的孩子自控能力尚未健全，因此此阶段的儿童极易沉迷于网络游戏，成为网络游戏"新新一族"。所以，此阶段家长的养育技巧显得尤为关键、重要。家长应该对孩子使用手机设置规则，教会孩子使用技巧。

5. 自控阶段：孩子自控上网，家长"功成身退"

孩子使用手机的功能升级，孩子会用手机进行社交活动，玩大型复杂的在线游戏等，此时孩子使用手机的习惯模式基本定型。

此阶段孩子年龄处于11~15岁，对应儿童心理发展的第五阶段，即青春早期阶段。此阶段是儿童社交敏感时期，在这一阶段儿童强烈地意识到自己是社会团体的一员，并开始具备自尊心、自信心，他们已经根据自己的兴趣探索事物，有了自己的理想，能意识到自己属于一定的组织。此阶段的儿童也会被画面感、真实感、关卡的挑战和互动性所吸引。进一步，他们发现视频游戏是表达激情和特殊兴趣的重要方式。然而，此阶段儿童会被视频游戏所吸引，也因为这些游戏提供了身份认同和挑战权威的机会——这两方面都是此阶段儿童的核心主题。因此，手机对此阶段的孩子来说，功能大大提升，不再是简单地玩小型游戏，而是开始上升到使用手机进行社交活动，并且开始尝试玩大型且复杂的联机在线游戏，在游戏中聊天、交友，且通过游戏伙伴的认同建立一定程度的自信，并满足一定程度的虚荣心，此时孩子使用手机的习惯模式已基本定型。

综上所述，儿童从最初的被动接触手机到长大后完全自主使用手机，基本包括五大阶段。每个阶段的模式、技能、习惯都是在前一个阶段的基础上进行叠加、升级，演变成更高一层级的使用模式、习惯等，直到第五阶段手机使用功能大大拓展，儿童使用手机的模式、习惯才基本定型。

网络普及是大势所趋，也是未来生活中不可避免的一部分，孩子必须学会正确上网，这样家长也不用害怕孩子上网。在孩子学习上网的过程中，家长在某些关键阶段的引导显得尤为重要，建议家长按照本书的建议分阶段、有重点地去介入和指导孩子上网，帮孩子养成良好的上网习惯。如此，孩子将受益终生。

首先，家长自己要检视自身的手机使用行为。家长作为儿童在媒介传播中模仿及依赖的基本群体，其媒介行为对孩子媒介表现的影响尤为关键。父母对手机游戏的评价，使用手机的原则都会第一时间传达给身边的人。家长对手机的态度是影响孩子如何使用它的重要因素，如果家长使用手机就像吃垃圾食品一样打发时间，那么孩子也会完全接受这样的使用方式。因此，作为儿童社会化过程中模仿的"基本群体"，家长更应以身作则，力争成为孩子的意见领袖，成为一个熟知媒体、巧用媒体，能够为孩子解释手机讯息的"把关"者。

其次，提高孩子内容选择的参与度。根据使用与满意学说的推断，儿童对他们体验的媒体和内容有"主动选择"和"被动接受"两种。在使用父母提供的内容这种"被动接受"状况下，与儿童自己选择喜欢的内容这种"主动接受"状况下，儿童处于不同的介入水平。当儿童对待特定内容的偏好通过选择体现出来时，他们获得了最大程度的愉悦，并处于最高程度的介入水平。因此，家长要与孩子协商制定手机使用规则，包括使用时间、使用内容等，孩子要在双方约定好的规则下使用手机。

最后，家长要传授手机使用技巧，加强使用坐姿与时间的调节意识。眼部疲劳感的发生主要和长时间的近距离阅读有关，不难看出主要包括两个因

素：一是使用时间；二是使用距离。相关专家建议儿童接触手机的时间在 1
小时以内。在晚上休息时间与就餐时间应限定儿童使用，以避免影响正常的
作息。

二、网络时代下的儿童心理新趋势

（一）从学习特点看，新新人类追求效率化，且认知思维敏锐

认知是指人们获得知识、应用知识或信息加工的过程。认知能力是指大脑
加工、储存和提取信息的能力，是个人在重构和应用知识时所具备的能力。网
络这个广阔的空间，为儿童打开了一个未知而新鲜的世界，扩展了他们的视
野，开发了他们的潜能；浩如烟海的网络信息培养了儿童的识别、选择能力，
锻炼了他们的思维敏捷性。虽然有一小部分儿童因沉迷于网络不想学习，但总
体而言，网络对儿童的认知能力、智力的影响具有积极的促进作用，有利于丰
富儿童知识结构和促进自主学习，吸收和运用新知识。正是在这样的网络"浸
润"中成长起来的新新人类，认知能力逐渐趋于成熟，对新事物的感知觉更加
敏锐，思维更加活跃敏捷，处事行为也更加追求效率化，他们喜欢用批判的眼
光看待周围的一切，喜欢怀疑和争论，敢于大胆发表个人的独立见解，同时拥
有更丰富的想象力和良好的记忆力。

（二）从价值观特点看，新新人类崇尚平等自由，善恶分明

儿童通过网络的及时更新与评论，可以足不出户尽知天下事，与时俱进，
也培养了政治敏锐性。网络时代，儿童们不再迷信权威，他们喜欢独立思考，
有强烈的权力意识、平等意识和主体意识。丰富的网络信息使儿童思想更为早
熟，对每个事件都会形成自己的见解和看法，他们有强烈的"成人意识"，崇
尚自由，不喜欢受拘束，思想活跃，喜欢直接批判，自由表达对某些社会现象
或问题的不满甚至愤怒情绪，对社会热点、时事新闻活动都能积极参与，并且

敢于提出自己的想法。但同时，他们的社会意识和责任意识相对淡漠，因而做事可能片面化，看问题容易过激化。

（三）从人格特点看，新新人类个性张扬，渴望关注

人格是个体在遗传的基础上，通过与后天环境的相互作用而形成的相对稳定和独特的心理行为模式。研究发现，儿童具有一种心理与发展的原动力，需要建立自我认同与亲密关系，而网络为儿童提供可以自由创造、发挥、重新自我赋值及自我满足的平台。马斯洛的"需要层次理论"指出，人在基本需要得到满足以后，还有自我实现这一更高级别的需要。网络在一定程度上能促进儿童的自我探索，促进儿童自我意识的发展，为每一个人的自我实现提供了相同的可能性。儿童在驰骋网络的过程中，凸显自我个性，不盲从潮流，喜欢标新立异，同时具有强烈的表现欲望，渴望得到关注和认同。但有些儿童在使用网络过程中，以自我为中心过度，就有可能演变成不顾及他人的感受，缺乏团队的归属感和责任感。

（四）从情绪特点看，新新人类情感强烈，积极乐观

大多数儿童拥有较为积极乐观的生活态度，他们朝气蓬勃、乐观活泼、直率热情、精力旺盛、积极向上，他们比以前的儿童更善于表达和宣泄自己的情绪。在遇到不顺心的事情时，网络为儿童之间的情感互助、宣泄消极情绪提供了更为方便的渠道。通过网络，儿童向网友倾诉，从而获得网友的心理支持、关心和安慰。

（五）从人际交往看，新新人类现实人际关系良好，网络关系扩展

在网络环境下，儿童之间的交往形式更加多样，除同学、师生等关系外，还增加了网络朋友关系。他们的交友方式不再局限于传统的电话联系，他们与家人、好友也经常通过聊天软件来联络感情，他们拥有良好的人际关系，与

同学和家人交流沟通比较顺畅，并且借助网络这一在时空上可以不受限制的捷径，与家人、同学的联系更加活跃。与此同时，在网络中，朋友关系也得到了扩展。网络让儿童可以根据个人兴趣、爱好和需求来选择交往群体，在一定程度上减少了对现实人际交往中的身份不被认可等负面情绪的影响。例如，在一些手机应用上，儿童可以通过标签分类、查询、用户自定义、编辑推荐等方式找到兴趣相投的朋友。有些在现实中不会说或不敢说出来的话，可以发表在手机应用上，得到他人的反馈和关注，由此推动儿童的人际交往更加顺利。

第二章 迷失网络为哪般

一、网络成瘾，并不简单

【案例】 小童的网瘾之路：关键的爸爸

小童的父母在他7岁时离婚了，他跟着爸爸一起生活。小童的爸爸在离婚后一蹶不振，不久就因为工作差错被辞退了。现在只能到处打短工，靠着微薄的收入和小童妈妈给的生活费，过着拮据的日子。

小童上初三，在一个普通中学里，成绩不好也不坏。他觉得自己现在恐怕只能读个中专，以后大概也会像爸爸一样，在工厂里做个工人。但爸爸不这么想，他觉得自己一辈子够窝囊了，所以，他一定要儿子争气，至少要考个高中。

爸爸开始监督小童，每天晚上都看着小童做功课。小童并不是那种刻苦学习的学生，现在每天都要学习到深夜，还要听着爸爸的唠叨，只想找个机会逃走。

终于有了机会，小童的好朋友欢欢成绩也不好，每天也被父母逼着学习，所以也很郁闷。他们商量出办法，各自对家长说，在对方家里一起复习功课。双方父母都相信了，欢欢家很有钱，所以放学后，在欢欢的提议下，他们去网吧，由欢欢请客。

小童觉得这样做有些对不起爸爸，毕竟欺骗是可耻的。但小童渐渐发现自己不能摆脱网络这个东西了。有时候，自己强迫自己不和欢欢出去，但没过多久就又熬不住了。小童的心情变得很差，但爸爸认为这是学习太紧张的结果，所以没有留心。

纸总是包不住火的，小童的成绩不久就下来了。和班主任见面后，爸爸知道了事情的真相，非常生气。爸爸意识到问题的严重性，带着小童来到医院。王医生告诉爸爸，根据他对小童的分析，现在小童的表现就是明显的网络成瘾。

"网络成瘾？"爸爸抬起头问道："这是病吗？要吃药吗？"王医生笑道："所谓网络成瘾就是一种成瘾的行为，成瘾者需要不断增加上网时间来获得满足；离开网络后表现出明显的生理、心理上的不适；网络对他们的生活、学习、工作等方面造成了严重影响。简单地说，网络成瘾就是对网络过度与不合理的使用。"

"那么我们该怎么办？"小童的爸爸问道。

"我们有许多工作要做。首先，小童为什么会接触到网络，这是一个问题。我们也许会认为，是受到了欢欢的引诱。但根本原因是什么？小童在学习上的压力太大，爸爸又不断给他施加压力。高压之下，他一定会寻找一个出口释放压力，网络就成了他的出口。所以，爸爸最好不要再给小童太大的压力了。现在小童的情绪问题比较明显，所以我们要做些工作改善他的情绪，希望你能配合。"

接下来，王医生和小童谈了很久。针对情绪问题，王医生给了小童几个建议：

小童和爸爸之间有相当长的时间没有很好地交流了。现在小童既然心中有苦恼，那么不妨和爸爸谈谈，把内心的苦闷和不满诉说出来，会使自己的苦恼减少不少。

小童还可以通过转移自己的注意力来缓解不良情绪。可以和爸爸一起出去散散步，也可以听听音乐，或者与同学打场球。在心情不好的时候不妨试着去做做看。

做任何事情都需要理智，所以在遇到困难的时候，我们也需要理性面对。打个比方，当考试成绩不好时，常常会遭遇周围人的批评，有时也难免说"没用"之类的话。此时，如果能改变自身对这件事的看法，也许会发现"我并不笨，只是没有发挥出来而已"。或者经过理智分析后发现自己确实无能为力时，也不妨调整自身的学习目标。

王医生给了小童许多鼓励，他希望小童把这些建议带到生活中实践一下。

小童回到家里，发现爸爸对他的态度有很大的改变，以前爸爸只是关心他的学习情况，现在晚饭后，爸爸主动建议他们两个出去散散步，谈谈心。小童开始用王医生教给他的方法重新看待自己的生活。过去，小童每次感到学习上有困难的时候，都会觉得自己没有能力解决问题，自己根本就不是读书的料。现在，小童试着用新的观点看待问题，自己只要付出，不管结果如何，都问心无愧了。这样一来，小童反而感觉比以前学得轻松了。

但小童有时候还是忍不住想要去上网，毕竟网络中所得到的快乐太让人难以忘记了。他和爸爸讲了自己的想法，爸爸带着小童又来到了王医生的诊室里。王医生承认，要戒除网瘾是一件困难的事情，也需要一定的毅力。他建议小童，可以记录自己上网时间和上网内容；重新看待上网行为，找出哪些是必要的、哪些是多余的，这样有利于上网行为的自我控制。

上网时间记录表：

每周花在聊天上的时间：	举出聊天的人/群名称：
每周花在游戏上的时间：	列出游戏的名称：
每周收、发电子邮件的数量和花费的时间：	列出主要的通信对象：
每周花在浏览、收看网的时间：	主要哪些内容：
平时上网还有什么用途，大概每件会花费多少时间：	

小童回家后认真填写了这个表格，他发现，虽然自己会看一些和学习有关的内容，但大部分还是在聊天或者是在网络上走马观花，浪费了不少时间。看来，自己上网内容的确是有许多的多余成分和不必要的时间投入。想到这里，他有些后悔，下决心以后要尽量减少不必要的上网时间。

当然，有时候小童还是会十分地想上网。当他有这种冲动时，他就会从口袋里面拿出两张卡片，其中一张上写着"出现网瘾后发生的最重要的5个困难：睡眠减少、孤独、没有朋友、学业退步、对父亲撒谎"；另外一张上写着"戒除网瘾后，最主要的5个好处：学习进步、睡眠足够、得到父亲的信任、得到好朋友的重新接纳、交更多的朋友"。每次看到这两张卡片，小童就会反复思考自己的行为是不是恰当。有时会想起父亲充满期待的眼神，以及自己成绩下降后父亲失望的表情，小童上网的冲动就会一下子减少了很多。

小童的成绩在最后的几个月里逐渐恢复了，中考时小童发挥出自己的水平，考上了一所普通高中。这个结果让小童的父亲很开心，当然他们都十分感谢王医生在关键时刻伸出援手。

【启示】如何判断孩子是否网络成瘾

一个儿童每天从学校回家后就连续几个小时玩电脑游戏，这是成瘾吗？玩游戏的频率和持续时间达到什么标准算是网络成瘾呢？精神障碍诊断与统计手册第五版（Diagnostic and Statistical Manual of Mental Disorders–Fifth edition，DSM-5）中给出如下判定标准：持续地反复使用网络来参与游戏，经常与他人一起游戏，导致临床显著的伤害或痛苦，在12个月内符合下面5条或5条以上。

①沉迷于网络游戏（个体想着之前的游戏活动或预期玩下一个游戏；网络游戏成为日常生活中的主要活动）。

②当网络游戏被停止后出现戒断症状（这些症状通常被描述为烦躁、焦虑

或悲伤，但没有药物戒断的躯体体征）。

③耐受性增强，表现为需要花费逐渐增加的时间来参与网络游戏。

④试图控制自己参与网络游戏，发现控制不了。

⑤除了网络游戏以外，对先前的爱好和娱乐失去兴趣。

⑥尽管有心理问题，仍然继续过度使用网络游戏。

⑦关于网络游戏的数量，欺骗家庭成员、治疗师或他人。

⑧使用网络游戏来逃避或缓解负性情绪（例如无助感、内疚、焦虑）。

⑨由于参与网络游戏，损害或失去重要的关系、工作、教育机会或职业机会。

"有啥别有病，没啥别没网"似乎成了当今时代人们生活的真实写照。第四十二次《中国互联网络发展状况统计报告》数据显示，截至2018年6月，中国网民规模超8亿人，其中21.8%的上网者年龄在20岁以下，不足10岁的网民约有2900万。中国青少年宫协会儿童媒介素养教育研究中心调研发现，近三成的学龄前儿童每天使用网络的时间在30分钟以上，而14岁的青少年（青少年年龄范围为13~19岁）每天使用网络时间超过半小时的比例达到60.8%。

2010年，中国青少年网络协会第三次"网瘾"调查研究报告显示，我国城市青少年网民中"网瘾"青少年约占14.1%，约有2404余万人。这份调查报告显示，近一半网瘾青少年（47.9%）把"玩网络游戏"作为其上网的主要目的，并且花费的时间最长，属于"网络游戏成瘾"。本研究团队对全国（包括城市和农村）10988名青少年进行调查研究发现，我国青少年网络成瘾的发生率为7.5%。

网络成瘾俨然成了儿童青少年健康成长的绊脚石。由网络成瘾问题诱发的校园霸凌、偷窃、抢劫等，不仅给儿童青少年自身带来了不幸，也给家庭、社会带来了负担。

二、孩子成瘾，网络里到底有什么

【案例】 李医生施巧技，挽救网络成瘾的小波

某个儿少心理诊室门口，一群人正有序地排队候诊，突然有位50来岁的中年女性急匆匆地闯入诊室，"扑通"一声跪倒在李医生面前，正在看诊的李医生十分错愕地看着眼前的妇女，上前搀扶起她并问道："您有什么需要帮助的？"一句话问得眼前的妇女声泪俱下，在李医生的劝慰下才渐渐稳定下来，缓缓地叙述起她的故事。

原来这位妇女是为了她的儿子才来到医院的。她介绍道，她的儿子名叫小波，今年16岁。小波出生在一个知识分子家庭，尽管父母工作都很忙，但对小波的管教却无丝毫懈怠，尤其是母亲，从孩子出生后就倾尽全力抚养小波，因此小波自小就十分听话，学习成绩优良。

5年前，小波的爸爸出现婚外情，夫妻之间不是冷战就是吵架。母亲对父亲失望，自此更是全心全意培养儿子，管教也更加严厉。小波也在逐渐改变，他经常放学不回家，到路边的游戏机房去玩游戏。小波的成绩逐渐下降，妈妈急着找老师才了解到小波的情况。之后妈妈对小波反复提到自己已经没有依靠，就指望儿子出人头地，如果儿子再让她失望，她真是活不下去了，小波只能答应以后听妈妈的话。

转眼小波15岁，升入初三，学习负担更大了。小波的爸爸突然查出胃癌，半年后去世了。此时小波面临中考，不知是由于家里发生太多事情对小波造成了干扰，还是妈妈疏于管理，小波只考上了一个普通高中。对于一心望子成龙的小波妈妈而言，难以接受这个结果。她责怪自己没有好好辅导儿子，打算以后要好好为孩子创造条件，供他读上重点大学。

初三暑假，妈妈给小波买了台电脑方便他学习。但小波并没有用电脑学习，而是迷上了网上聊天，还骗妈妈说是在和同学讨论功课。小波整天都在电脑前聊天，妈妈起了疑心。趁小波和同学出去玩时，妈妈偷偷查看了小波的电脑，才发现小波一直在和网友聊天互诉衷肠，根本就没有学习。小波回来发现妈妈竟然偷看了他的聊天记录，大发雷霆，母子大吵了一架。

这次事件后，妈妈把网线藏了起来不准小波上网。小波就偷偷买了一根网线，趁妈妈上班时在家玩游戏。到开学时，小波已完全沉溺在网络世界里，连学都不想去上了。但是既然开学了，只能硬着头皮去学校。

高中学业压力繁重，小波疲于应付。新环境又没有认识的同学，小波非常失落。白天上课小波无精打采，心里老想着赶快下课回家玩游戏。在游戏世界中，小波的角色是一位大英雄，玩友都崇拜他，小波感觉到了无比的成就感和满足感。小波每天沉浸在网络世界中，渐渐觉得学习并不是一件非常重要的事情，为了玩游戏完不成作业是家常便饭，学习成绩一落千丈。高一第一学期期中考试的时候，小波已在倒数行列。得知这一结果，妈妈又气又急，急忙去找小波的班主任。老师反映，小波平时很少和同学接触，只喜欢和同学谈论网络游戏。妈妈一下子明白过来，又是网络惹的祸，回家后妈妈要求小波好好学习，小波满口答应。但私下里瞒着妈妈继续玩网络游戏，并开始逃课玩游戏。老师联系妈妈告知了小波逃课的情况，妈妈回家后指责小波逃课，并一直欺骗她背着她玩游戏。小波承认自己玩游戏，还说自己早就不想上学了。此后，小波再也不愿意去上学，即使妈妈把网断了，他依然整天待在家里。面对小波，妈妈手足无措。一次偶然机会，小波妈妈在报纸上读到李医生治疗网络成瘾的案例，于是慕名而来。

在李医生的要求下，妈妈把小波也带到了诊室。通过跟小波的谈话，李医生对整个事情有了更全面的了解。在小波眼里，妈妈最大的特点就是唠叨，父亲在世时父母经常在家里吵架，他感到非常痛苦和矛盾。一方面，他希望家庭和睦，但他不知道自己该怎么做才能帮助父母；另一方面，父母终日吵架，他觉得还不如分开算了。家里太吵，他只好经常去游戏机房玩。爸爸得病后，母亲又整天紧锁眉头。他想好好学习，让父母少担心，但是之前拉下了不少课，现在已明显跟不上，母亲还不时批评他贪玩，导致学习成绩下降，小波感到冤枉和委屈。小波和同学小佳原来就比较谈得来，有时候心里不开心，就会和小佳聊聊排遣心中郁闷。然而母亲竟然偷看自己的聊天记录，冤枉自己谈恋爱，小波真是忍无可忍，索性豁出去了，彻底破罐破摔。小波开始迷恋网络游戏，游戏的满足填补了现实的缺憾。最快乐的是，一切都瞒着母亲，有种自由自在的感觉。高中刚开始小波也想过要好好学习，可是高中的课程比初中难，小波感到学习很吃力，学习不好的人在班级里根本没人喜欢，小波在新学校里几乎没有交到新朋友。最后，小波再也不想去上学了，不上网有种说不出的失落，浑身没力，提不起精神。但有时候也感到整天上网玩也很无聊，最终仍感到苦闷。

李医生在听了小波及其母亲的情况介绍之后，对小波进行了网络成瘾量表测试，发现小波的确有网络成瘾的情况。她为小波及其母亲提出了分两步走的建议。

首先，目前最迫切要改善的是小波无节制的上网情况。我们的目的并不是要让年轻人不上网，而是要让他们合理使用网络。正确的做法是要与他们协商，如何分配上网的时间与学习的时间，明确上网要做什么。经过协商，制定出详细的网络使用计划，双方签署协议以此约束双方的行为，严格按照计划来实施。

第二，母亲和小波需要共同改变目前的家庭模式。李医生非常理解母亲有两种矛盾的观念，一是望子成龙，希望小波早日成才；二是自己长期处于"孤独"的状态，先是遭到丈夫背叛，后是丈夫去世，母亲关注的重点自然转移到儿子身上。但是母亲不能按照自己的意愿像捏泥人一样捏一个理想的儿子，孩子在逐渐成长，他需要广阔的天地任自己发展。孩子已经处于青春期，随着自我意识的发展，他们会越来越有主见。这时候更需要民主的协商，使他们觉得自己的意见受到认同与尊重，这样才能与孩子重新建立起平等的家庭关系，也使他们能在一个理性的环境下思考与分析家长的意见，而不是一味反叛。对小波来说，需要独立，不仅在网络使用上要有自己的主见，在生活中也要拿出自己的主见，多表达自己，与母亲沟通，尽力照顾好母亲。

在李医生的指导下，小波与母亲进行了平等的协商，制定了网络使用计划。有了计划的约束，小波不再无节制地上网，母亲也不会一看到小波上网就唠叨，双方的关系有所改善。他们仍每隔一段时间到李医生那里进行家庭治疗，李医生欣喜地知道小波的成绩有所提高，大家都在为一个幸福美满的家庭、一个茁壮成长的孩子感到高兴。

【启示】网络游戏是如何抓住孩子们的心

很多家长都非常痛恨网络游戏，痛恨它夺走自己的孩子，毁了孩子的前途。这种痛恨往往会将家长的心智蒙蔽，使得他们不敢直视网络游戏，不去思考它是如何夺走孩子的心，孩子为何不爱父母爱网游。因此，我们建议各位家长放下或先搁置对网游的痛恨，认真学习一下网游的设计者是如何夺走你的孩子，"知己知彼，百战不殆"。

家长们要知道的是，网络游戏之所以能抓住孩子们的心，是因为游戏的设计团队里有一大批深谙人性的专业人士，游戏的每一个环节和要素都像一个完美的恋人让玩家心跳不已，所以你并非在和孩子的游戏行为较量，而是在和这些网络游戏设计者抗衡。

自我决定理论指出，每个健康的人都有三种基本需求，即自主需求，成就需求和关系需求，三种基本心理需求的满足可以增强个体的内部动机、促进外部动机的内化、保证人的健康成长。一般来说，能够有效满足个体这三种需求的外在事物都会让人产生对这些事物的渴求感。比如一个初中生的家庭人际关系不好，他无法从家庭或父母那里获得关系需求的满足，他就会去学校老师或同学那里获取归属感，关心他的老师或同学极容易成为他依赖的对象，他甚至会产生爱慕的情绪。网络游戏的开发者深谙此理，在游戏设计中充分去满足个体这三方面的需求，从而让玩家深深地爱上它。

1. 有同伴：社交属性满足关系需求

首先游戏设计者让孩子们知道他的朋友、同学都在玩游戏，要想跟大家有共同语言，他得试试吧；其次，设计者十分推荐孩子们跟自己认识的人一起玩游戏，所以在通关游戏的过程中，顺便完成了联络感情等社交动作。在现实生活中，朋友面对面没什么可聊的，但在游戏中几个朋友一起组队，享受着游戏的快乐，大家还可以开着语音互聊，朋友关系明显更亲近了。孩子们还可以在游戏中拜师收徒，也可以在游戏中和别人建立情侣、闺蜜、死党等关系，多么"温暖和谐的社会"。孩子们在你的开导下可以卸掉手机上的网络游戏，却无法轻易将社交关系清除掉，他很难抵抗朋友的邀请。所以，请各位家长记住，孩子在玩网络游戏时不单单是玩，他们也在里面完善社会关系。

2. 有快乐：游戏元素满足成就需求

家长总说，孩子打游戏时那专注的劲头在现实生活中是从来没有的。专注是需要精力付出的，没有收获就不会愿意付出。家长们看到孩子为游戏废寝忘食的时候，一定别忘了思考他为什么愿意付出这么大的心力？他强大的动机是什么？

网络游戏中，四个元素必不可少：

①内在奖励感。在一局游戏中胜利了，会获得认同感和掌控感。

②清晰无障碍的目标。网络游戏一般都会设置各种短期目标与长期目标，短期目标简单而且明确，长期的目标是实现各种升级，每实现一个目标，就能获得相应的奖励。

③即时反馈结果。每当玩完一局后，可以清楚看到自己和他人的评分以及对团队的贡献程度。

④平衡的技能水平和挑战。维果斯基的"最近发展区理论"被游戏的设计者用得淋漓尽致，利用对手等级的合理匹配，让玩家不会面对太容易的任务和太难的任务，他们面对的任务总是有一定的挑战，但通过努力是可以获胜的，这样孩子们玩游戏时不至于因为太难而退却，也不至于因为太简单而枯燥。

3.有成长：游戏角色满足自主需求

游戏角色其实是代表玩家向往的一种自我定位，孩子们可以利用不同的游戏角色来进行自我探索，从而完善自我概念。而现实生活中，一个人很难有这么多机会来尝试不同角色带来的体验。所以，每局游戏其实也是孩子自我探索的一次实验，自主需求得到了充分的满足。

当我们了解了网络游戏捕获人心的手段后，我们要做的是什么呢？那就是"以其人之道，还治其人之身"，学习游戏设计者在基本需要满足上是如何做的，学习他们是如何激发孩子们的参与动机，把这些心理技术应用到孩子的日常生活和学习当中，才可能夺回孩子的心。

三、网络成瘾：皆因失补偿

（一）什么是"失补偿"假说

面对纷繁复杂的青少年网络问题，需要以尽可能全面的眼光审视当前现象，以置身其中的态度理解问题实质，以整合的思路解释问题形成的机制。在上述原则指导下，我们将各种现象与问题还原为若干基本思路来研究这一复杂问题。

"为什么会网络成瘾？"这一问题是研究网络成瘾的关键点。回答好这一问题，需要揭示网络成瘾的成因及其病理心理机制，研究网络成瘾形成的动态过程，以及破坏性因素与保护性因素。回答我国当前的青少年"为什么会网络成瘾？"这一问题，重点需要从四个方面思考：

①为什么要上网？即研究青少年使用网络、沉迷于网络的原因与动力。

②为什么不能总上网？即研究网络使用不当对青少年带来的危害和影响，从青少年发展的角度给出对网络使用进行综合干预的理由。

③为什么有的人能上网也能下网？即正常使用网络的心理行为过程。

④为什么有的人能上网但不能下网？即病态使用网络的心理行为机制。

综合起来即为对网络使用问题直至网络成瘾的动态病理心理机制进行研究，从深层次解答"为什么会网络成瘾"这一重大问题，也就是这里的"失补偿"假说。该假说可以简明地表示为图1。

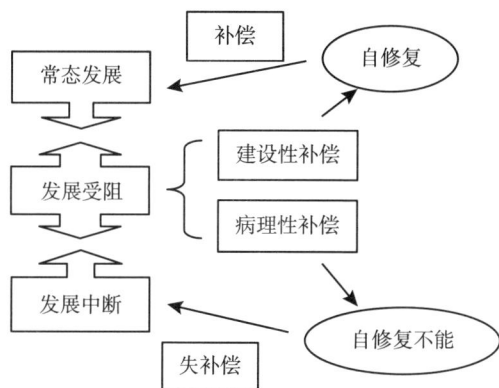

图1 "失补偿"假说图示

简要描述个体发展的基本过程为：

①个体发展的理想状态为常态发展。

②在外因与内因的作用下发展受到影响则为发展受阻状态。

在发展受阻阶段，通过建设性补偿可以激活自修复，恢复常态发展；如果采取病理性补偿则不能自修复，最终发展为失补偿，导致发展偏差或中断。

③如不能改善则最终导致发展中断。

"失补偿"假说对于网络成瘾的基本解释为：上网行为是青少年心理发育

过程中受阻时的补偿表现。如形成"建设性补偿"则完成补偿，恢复常态发展，即正常上网行为；如形成"病理性补偿"则引起失补偿，导致发展偏差或中断，即网络成瘾行为。

网络问题的出现有着其内在的心理机制，从常态发育逐步演化为发育受阻甚至发生偏差和终止是一个过程，这就是病理心理过程，阐述清楚这一过程是理解和解决网络问题的关键。"失补偿"假说通过回答上述四项基本问题，详细阐述了网络成瘾的具体机制和发展过程，综合起来即网络使用问题直至网络成瘾的动态病理心理机制。

基本过程简要描述为：

一个完整而健康的人同时具有生物属性和心理属性，个体发展也需要身心两方面的基本要素。

个体发展需要的心理要素可以通过多种渠道获得，每一种渠道包含不同的心理要素。最主要的渠道包括：亲子交流、在校学习、同伴朋友、体育运动等。

随着社会的发展与新技术的涌现，互联网也逐步成为重要渠道之一，也可以提供控制感、成就感、归属感等多种心理要素。

理想常态发展状态下，所有渠道都是畅通的，可以获得各种心理要素满足发展所需，从而建立多维评价体系，保证个体多方面均衡发展。在某些渠道不够通畅的情况下，青少年会通过上网来补偿不足的心理要素，这时就需要密切关注这一行为的演化。

当青少年处于补偿上网时，如果不能启动"建设性补偿"机制，则进入"病理性补偿"机制。一方面不能改善或重建受阻的渠道，诸如亲子关系、在校学习、同伴朋友等；另一方面又单一性放大某种渠道以图获取不足的心理要素，如放大互联网渠道则可能成为网络成瘾。

个体通过病理性补偿机制不能完成自我心理修复，也不能重建多维评价体系，将导致发展受损或停滞。

如果这一状态持续存在，在条件因素与激发事件作用下，将发展至"失补偿"阶段,即个体发展所需心理要素不能得到满足,无法得到补偿。最终导致发展偏差(如暴力、犯罪、身心疾病等),甚至发展中断(如猝死、自杀等)。

(二)网络成瘾的主要原因

1. 影响青少年心理发展的主要原因

当前造成我国青少年心理发展要素不能满足的最主要原因是"单一评价体系"。

在当前我国社会、家庭和学校等外部环境中,"单一评价体系"占据主体思维模式,也充斥着青少年教育领域。在面对"什么是好孩子"这一问题时,不同年龄段都会有着单一的答案。从幼儿时期的"听话、不捣乱"到学龄时期的"学习好、有特长",再到青少年时期的"考上名牌大学"等等。

此外,当前青少年中独生子女比例很大,也一直是成长过程中的"唯一孩子",这种"唯一感"也给很多青少年发展带来了不利影响。

在众多因素的影响下,很多青少年也逐步认同了外部的"单一评价体系",形成了自己内部的"单一评价体系"。不管内部与外部的评价体系是否一致,这种单一评价体系都会给个体发展带来风险和阻碍。

一方面,青少年会形成单一的行为模式来寻求满足。比如,网络能够提供多种心理发展要素,但毕竟不能提供所有要素,长时间上网或单一使用网络资源都会造成发展所需的心理要素获得不足,就如同长期偏食会造成营养不良。

另一方面,青少年不能应对可能出现的新问题和新挑战。比如在现实生活中遇到不如己意的情况,他们很可能退缩至自己的小世界,而不能发展新的应对方式。沉迷于网络世界就是很好的例证,但网络提供的某些心理要素并不能迁移回现实生活,因此长期迷恋网络并不能带来现实能力的增强。

中国青少年网络协会2005年调查结果还显示：网瘾比例的地理分布不明显，网瘾现象在全国普遍存在，与各地经济发展水平无明显关联。这进一步提示我国青少年网络成瘾问题有着广泛一致的背景原因，各地经济文化发展的不同并没有造成网络成瘾问题的显著差异，而全国范围内的重要一致因素恰恰是青少年教育问题。

此外前期调查还显示：从上网活动的丰富性来看，网瘾网民上网从事的活动相对单一，而非网瘾网民从事的活动则较为丰富。在网瘾形成过程中，上网活动是一个有起伏的过程，最终趋向相对单一的某些活动。这更加支持了"单一评价体系"是青少年心理发展的重要影响因素这一观点。

2. 选择网络进行补偿的主要原因

（1）开始接触网络的限制少

大部分家长认为电脑会帮助青少年学习，而且目前学校大都开设计算机有关课程，不少学校和教育机构还开设网校进行网上教学辅导。因此，青少年开始接触网络时的限制很少，甚至是敞开和鼓励的。

（2）上网活动在最初阶段常得到支持

由于条件限制，一些家长希望孩子能够更多地进行室内活动，而在家使用电脑或网络恰恰与这种行为期望一致。因此，往往在最初使用电脑或网络时，很多孩子是得到家长许可与认同的。

（3）网络使用入门技术门槛低，即刻满足性强

现实空间中的很多活动对于青少年来讲都有不同的技术门槛，而游戏和娱乐往往是门槛较低的一类，网络游戏是其中更低的一种。绝大部分青少年都可以在很短的时间内学会如何开始一种网络游戏或其他网络活动，而且几乎能即刻获得一定满足，这对于青少年来讲是非常有吸引力的。

（4）网络的娱乐性满足了青少年发展的需要

娱乐和游戏是青少年成长过程中的必需要素，大量的能力与知识都是通过娱乐和游戏获得的，有其个体交往、社会适应的重要心理能力。而目前我国青少年的娱乐内容非常狭窄，渠道和可获得性非常有限，因此网络游戏正好大行其道。

研究表明，网络成瘾群体上网活动更倾向于娱乐性，而非网络成瘾群体在娱乐性和实用性上没有明显差异。具体而言，网瘾者更倾向于玩网络游戏，而非网瘾者则更倾向于借助网络获取信息。

（三）网络成瘾的过程

1. 为什么要上网——上网的原因

从青少年个体常态发展过程入手，才能比较完整地解释这一问题。

（1）常态发展与发展受阻

一个完整而健康的人同时具有生物属性和心理属性，个体发展也需要身心两方面的基本要素。生理需要包括：水、食物、空气等基本要素；心理需要包括：安全感、被关注、成就感等基本要素。生理需要已经成为能够被普遍接受的常识，而心理需要则被理解得较少。

个体发展需要的心理要素可以通过多种渠道获得，每一种渠道包含不同的心理要素。最主要的渠道包括：

①亲子交流：提供安全感、被关注等要素。

②在校学习：提供被尊重、成就感等要素。

③同伴朋友：提供安全感、归属感、社会支持等要素。

④竞争与竞赛：提供成就感、被关注等要素。

⑤体育运动：提供控制感、放松发泄等要素。

⑥文艺活动：提供被关注、成就感等要素。

⑦互联网：提供控制感、成就感、归属感等要素。

⑧其他：根据个人特点与爱好而不尽相同，而且大都能够提供一部分心理发育要素。

理想状态下，个体通过所有渠道都可以畅通地获得各种心理要素，满足发展所需，从而建立多维评价体系，保证个体多方面均衡发展（如图2）。

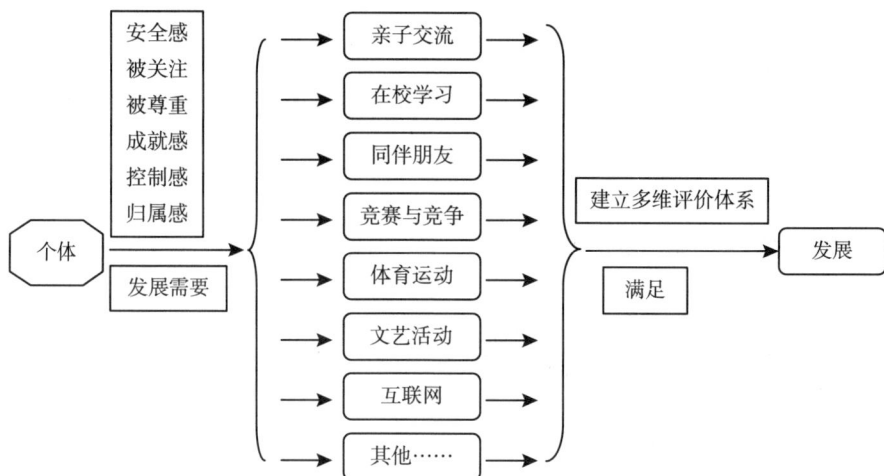

图2 个体心理常态发展图示

但绝大多数情况下，多数个体很难按照理想状态进行发展，在成长的过程中会遇到各种各样的问题，从而产生"发育受阻"的情况（如图3）。

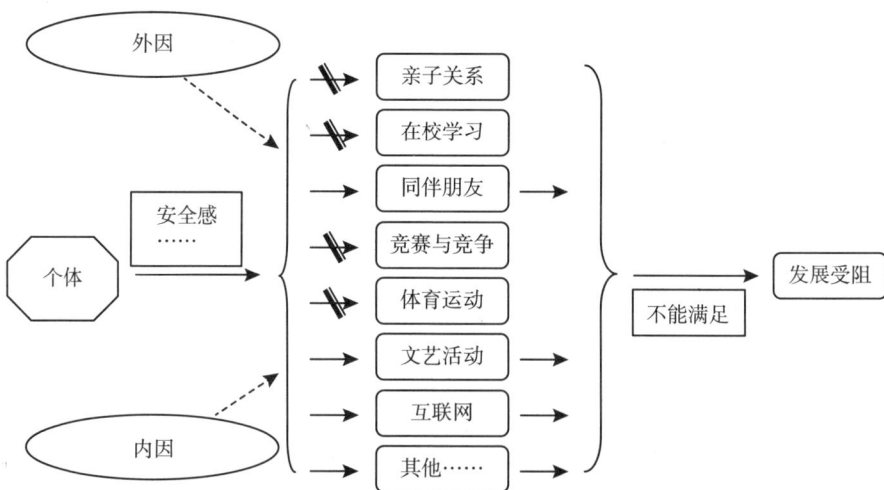

图3 个体心理发展受阻图示

（2）常态需要与补偿需要

青少年上网通常存在两种背景情况——常态需要和补偿需要。

第一，常态需要。如上所述，青少年个体发展需要众多的心理要素，网络资源包含其中的多种要素，诸如：竞争、同伴关系、成就感等等。青少年可以通过网络活动获得发展所需的心理要素，在这一背景下上网属于常态需要，不仅不能粗暴阻止，反而需要教育和引导。

第二，补偿需要。当青少年的常态发展受到外因与内因的影响时，会出现心理要素获得不足的情况，从而导致发展受阻。这时青少年上网的动机是补偿不足的心理要素，驱力主要来自内部。在这一背景下上网则属于补偿需要，需要密切关注这一行为的演化。

影响青少年发展的原因主要分为外因和内因。

常见的外因包括：家长要求过严、期望过高；学校教学单调枯燥、过于看重成绩；同伴过少等，总体上都具有"破坏多维评价体系"的特点。

常见的内因包括：屈从家长管教、过分在意成绩、缺乏兴趣爱好等，总体上都具有"认同单一评价体系"的特点。

2. 为什么不能总上网——上网的影响

我们通过"失补偿"假说可以很好地理解这一问题。

首先，青少年个体发育的身心需求是多方面的，同时也需要从多渠道获得。长时间上网或单一使用网络资源都会造成发展所需的心理要素获得不足，就如同长期偏食会造成营养不良。

其次，网络能够提供多种心理发展要素，但毕竟不能提供所有要素，正像任何一种食物都无法提供所有营养一样。而且网络所提供的某些心理要素并不能迁移回现实生活，因此长期迷恋网络并不能带来现实能力的提高。

3. 为什么有的人能上网也能下网——正常上网

这实际上是在解释上网者与网络之间的正常互动关系。

当青少年处于常态上网时，往往还存在其他的良好渠道获得发展所需的心理要素。这意味着这部分青少年能够建立多维的评价体系，不会简单沉迷于网络活动。

而当青少年处于补偿上网时，做到自主控制上网活动则需要启动"建设性补偿"机制（如图4）。一方面选择性放大包括互联网在内的渠道以获得不足的心理要素，另一方面努力改善或重建受阻的渠道，诸如亲子关系、在校学习等。

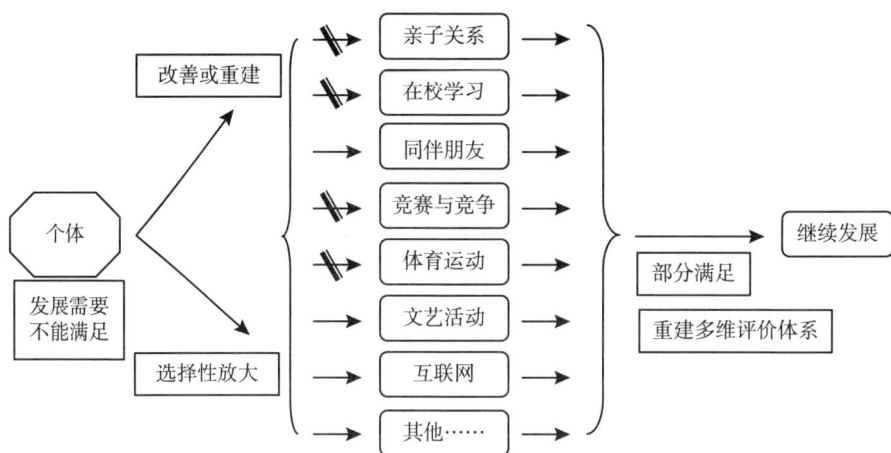

图4 建设性补偿图示

大部分个体在发展过程中都会遇到不同形式与程度的阻碍，大都通过建设性补偿机制完成自我心理修复，最终重建个性化的多维评价体系。即使选择性放大了上网活动，也可以逐步自主调控。

4.为什么有的人能上网但不能下网——网络成瘾

这是解释网络成瘾及其他网络使用问题的核心问题，也就是在揭示网络成瘾形成的病理心理机制。

当青少年处于补偿上网时，如果不能启动"建设性补偿"机制，则进入"病理性补偿"机制。一方面单一性放大某种渠道以图获取不足的心理要素，如放大互联网渠道则可能成为网络成瘾；另一方面又不能改善或重建受阻的渠道，诸如亲子关系、在校学习、同伴朋友等（如图5）。

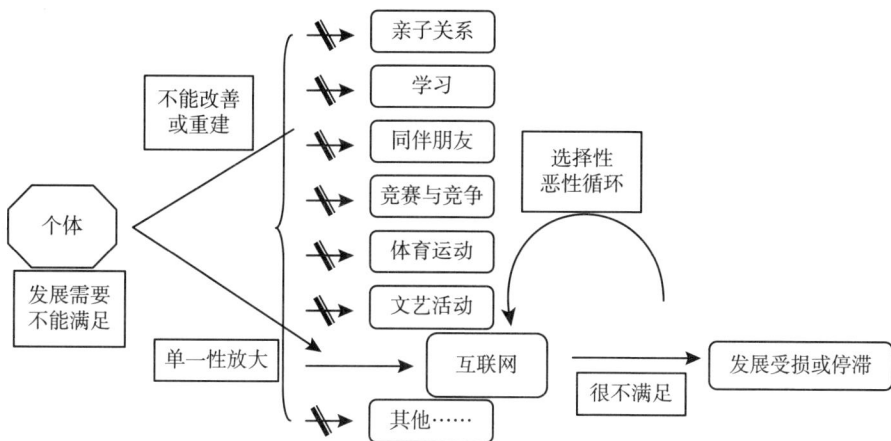

图5　病理性补偿图示

　　个体通过病理性补偿机制不能完成自我心理修复，也不能重建多维评价体系，将导致发展受损或停滞。

　　如果这一状态持续存在，在条件因素与激发事件作用下，将发展至"失补偿"阶段，即个体发展所需心理要素不能得到满足，无法得到补偿。最终导致发展偏差（如暴力、犯罪、身心疾病等），甚至发展中断（如猝死、自杀等）（如图6）。

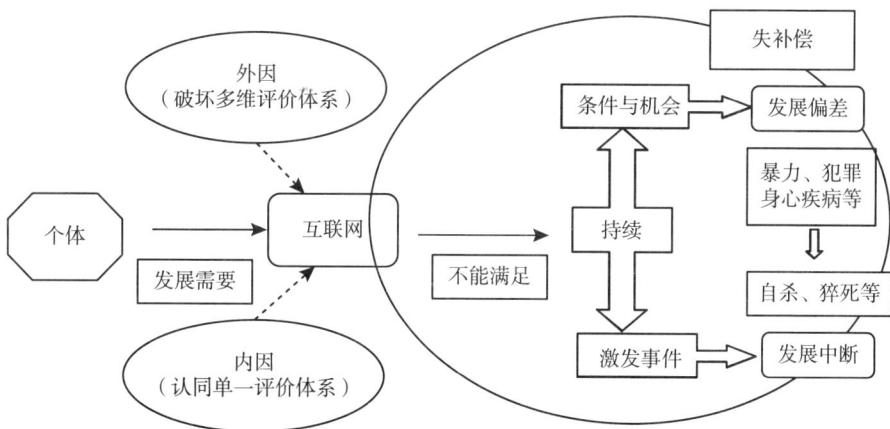

图6　失补偿图示

（四）应用"失补偿"假说的案例分析

【案例】 高考状元被网络游戏拖入无底深渊

鲁新（化名）：19岁，男生，出生在南方某省会城市的一个商人家庭。从小学到高中几乎每年都被评为三好学生，高考一举夺得当地"状元"，如愿进入了北京一所全国著名大学。大一入学后不久，开始在校外网吧上网，逃课，彻夜不归，大一下学期四门专业课不及格，大二上学期被学校勒令休学一年。

下面是心理咨询师和鲁新交流的一段记录，让我们了解一下他的个人故事：

"今天是你父母送你来的吗？"

"嗯，他们现在外面等我呢！"他又开始继续沉默。

"你能谈谈你自己吗？比如谈谈你的性格，你的伙伴们，还有你的学校，都可以。"

"我在北京××大学读书，本来现在应该快期末考试了，这学期刚开学的时候，学校就通知我回家休学一年。这些我都在你们要求填写的表格上都写了。您应该看过了吧？"

他探寻的目光第一次与我主动直视，在得到肯定的答案之后，继续说道，"以前在家里爸爸、妈妈不让我上网，我也没有办法，后来到了大学，他们也管不了我了，我感觉到非常自由，那里还有那么多同学，可以和我一起玩游戏，比起我一个人在家里要强多了。"

"但是你现在由于上网，就连和同学们在一起的机会也没有了啊！"

愁容开始堆在他的脸上，"是啊！我接到这个通知的时候也觉得很突然，之前我都不知道，只是预感成绩不好，我也不知道爸爸、妈妈会那么快来北京。这个消息有点突然，我也没有想到有这么严重。刚开始在外面上网的时候，逃课总会让同学帮着签到，后来都不好意思再让同学签了，可能这样才被老师发现的。"

为了缓解一下当时的气氛，我换了个话题，"你是从什么时候喜欢上网络的？"

他那张还保存着稚气的脸上，开始弥漫凝重的气息，"我第一次真正接触电脑游戏的时候，好像才上初中。那时候我爸爸给我买了台电脑，他当时是为了让我学习电脑操作，才给我买的。我当时特别喜欢那台电脑，因为平时家里没有什么人，爸爸、妈妈都要在外面忙，我一个人在家里除了做作业、看书、看电视，也没有什么好玩的，他们又不让我到外面玩。后来我就开始玩那台电脑，刚开始，我学那些基本操作都特别快，而且我还学会了简单的程序语言。再后来我就开始上网了，一开始还聊天，看图片，很少打游戏，但是后来发现打游戏很上瘾。经常上着上着就不想下来了，特别是到了紧张的地方，如果有人打扰的话会非常烦心。而且很多打升级游戏，就是要看你的挂机时间。我还养了一只小电子宠物，每天得上线照料它，不然的话，它就很容易生病，可费神了。"

"你在网上花费了很多的时间和精力啊，那在你上网以前你的生活怎么样啊？"这个问题把他又拉回了现实世界。

他的眼神有些迷离，"让我想想啊！我很小的时候就跟着我的外公、外婆，爸爸、妈妈都太忙，没有时间管我。外公、外婆都对我特别好，他们也都很喜欢我。但是，后来外婆身体不大好，外公又要给别人看病，又要照顾我和外婆，太辛苦。爸爸、妈妈就把我接回了家。我当时还不是很懂事，我就是不想离开外公、外婆家。一般暑假我会到爷爷、奶奶家里，他们家在海边，后面还有山，真的很好玩啊！我的记忆当中，最快乐的时光就是在那里过暑假，那时候可以跟着爷爷坐船出海，还可以帮奶奶抓海蟹和贝壳，那里还有很多小朋友一起玩，我们可以在沙滩上玩沙子，弄脏了衣服爷爷、奶奶也不会骂我，他们看到我开心也会很高兴。……暑假结束后，回到家里，爸爸、妈妈很少在家，他们专门雇了一个保姆照看家、照顾我。那个阿姨平时也不爱说话。后来，我所在的高中是寄宿制学校，平时不回家，那个阿姨也就辞退走了。"他的生活仿佛一直在寄居和孤独当中度过。

"你一直提到爸爸、妈妈在外面很忙，你觉得这个对你影响大吗？"

他郑重地点了点头，"当然很大。特别是刚从外婆家回来，很不适应。每天放学回家之后，家里没有人陪我玩，我只能自己做作业，看电视。我有时候真不愿意放学回家，在学校里还有那么多同学，可回家之后就是空荡荡的房子，当时真是觉得他们不要我了。他们很少早回来，但是有时回来早了，就会问我学习情况。学校的考试成绩都要父母签名，他们最关心这个问题，每次看了成绩都会问这问那的，如果成绩不好的话，我就惨了，肯定要挨骂，有时还要挨打，记得那时候我没被少打。有一次打我，不是因为成绩，那次我去同学家玩，后来在他们家吃晚饭，回家稍微晚了点，没想到那天爸爸回家早，看到我回家，他就恶狠狠地质问我，我看到他那样子就害怕，没有来得及躲掉，还是被他打了。我只是在同学家里玩了一会，他就打我，当时我没有办法理解。爸爸说他在家等我等得都急坏了，其实他根本就不知道，我天天在家里这样等他们。为什么他就可以这样打我，我一点也不明白。为了让他不生气，我就很少到同学家里去玩。

后来，爸爸对我还算满意。就是到了玩电脑那段时间，才又开始发脾气。他对电脑一点也不了解，只知道报纸上的反面报道，大人有时候也够愚昧的。他们只知道用野蛮的方式来杜绝我们玩游戏，其实他们什么都不懂。我妈妈也不懂，但是她乐意和我讨论，我们谈过两次，还不错，本来可以让我每天玩一个小时。后来爸爸说什么也不同意，连一个小时都不给我玩。上了高中，都在学校里生活，就基本不和电脑打交道了。学习功课也特别忙，整天有写不完的作业，背不完的课文，考不完的试。那时候感觉自己都快被这些东西给淹没了，整个人像是个考试机器一样，都快麻木了。最后，还算可以，考得不错，爸爸、妈妈也都很高兴。他们带我去了一趟马尔代夫旅游，我很喜欢那里，但是我就是不喜欢和他们在一起，感觉特别别扭。这可能跟我们平时不在一起生活有关系，就是不喜欢和他们在一起。

到北京上学很快乐，这样就可以离他们远一点，再也不会被看着了。我和宿舍里几个同学的关系都很好，他们都非常聪明，打游戏都打得非常好，特别是有些同学刚学就上手了。一开始我们就在宿舍里打游戏，宿舍的校园宽带不错，但是晚上熄灯就没有办法打了，但是周末可以连夜玩。后来我去尝试了一下外面的宽带，太酷了。之后，我就很少在宿舍打游戏。一般外面机子都比较适合来打游戏，比自己的笔记本好用多了。我爸爸有时候会来北京，那个时候我总是会在寝室，其余时候我就想去网吧。我的室友刚开始也和我一起去，后来我就一个人去了，因为我和他们玩的游戏不一样。大一的第一个学期成绩一般，不是很好，但是学校老师给的分都比较高，可能是考虑到我们以后出国比较方便吧。但是我的总排名是很后的。老爸不知道这些，他看到分数还是很高兴。其实他根本就不知道我那些分数都是考试前一个礼拜熬出来的，平时根本就没有学到什么东西。到了第二个学期开始，游戏打得就很厉害了。我经常在网吧熬夜，然后也懒得回学校，和同学打交道也越来越少，和他们见面的机会都很少。我也不知道什么时候上课，哪位老师讲课。我脑子里都是怎么样能积分多一点，这样子的问题。

大一刚开始在学校里，我每天的生活还是挺有规律的，以电脑开机为一天的开端，以关机为一天的结束。中间还会去听听一些老师的课程，后来发现听课实在太浪费时间，还不如自己多看看几本书。逃课在学校是很普遍的现象，很多人都逃课，只不过我比他们逃的可能要多一些。之后，我的生活慢慢开始变得没有规律了，而且经常在外面，一打就是一个通宵，太没有规律可言，吃饭也是有什么就吃什么，经常在网吧里吃外卖或者就吃泡面。经常还边打边吃，或玩完了以后再吃，很多时候泡的面都凉了，饭菜也都凉了，反正就那样吃下去，也不管是不是有味。前段时间，我的胃就有反应了。有那么两三次疼得我趴在桌子上坐不起来，过了好一阵子终于好些了，我就当没有发生过，继续开始打。但从那个时候，我就比较注意自己吃饭的时间，还有不吃凉的东西。"

"为什么你们可以在网上那么久？还能把吃饭和睡觉那么重要的事情给忘掉呢？是什么能够这么吸引你的注意力呢？"

"玩过的人都知道。你在网上可以过一种完全不同于自己本来的生活，而且上面会有很多种生活方式可以供你选择，你可以更加自由地和别人聊天，可以在网上结婚生子，可以在那里以打猎为生，也可以在那里当任何一个国家的国王和元首，可以当男的，也可以当女的，太多太多现实当中不敢想象的东西，在那里你就可以实现了，不需要任何代价，只要你付点上网费就足够。如果打游戏的话，那就更没有什么可以解释的。

在游戏里，你可以充当各种角色，特别是和很多人一起打的时候，你可以和敌人斗智斗勇。你说大家都在打，谁愿意就这样轻松地把战场交给对手啊！你要知道，大家都在打，有时候我们不只是斗智斗勇，还要看谁的体力好，能够坚持下来。"

"有没有尝试着不再打游戏？"我的问题对他的沉浸状态来说有点突兀。

"以前没有想到过，起码在我被休学之前，我的确没有想过这个问题。那时候真的感觉自己在网络世界里无所不能，有自己的圈子，和大家都有共同话题。

但是休学之后，我就回到家里，爸爸让我跟着他做实习生，我就整天和爸爸在一起，所以就没有机会上网了。那段时间里，我开始慢慢理解一些现实生活的东西，我也开始能够理解我的爸爸、妈妈。他们的确很辛苦，每天没日没夜地工作，各种事务都会出现，还有各种应酬，也挺麻烦的。特别看到他为了能够贷到款，还要陪那些干部喝酒，他不太会喝酒，但还要硬撑。现在他得了肝病，我和爸爸也是在他生病期间沟通比较多一些，他也把他的一些烦恼的事情告诉了我，这些我以前都是没有想到过的。

我发现自己的确长大了，能够用新的角度去理解他们，那个时候我开始感觉到了自己的责任……"

沉默了片刻，他继续说，"但是我也无法保证自己以后回到校园就不再上网，其中原因有很多，第一个就是我们现在的生活脱离不了网络，现代人之间的沟通很多都不同于以往，大家更多地会通过网络来进行。以前我们在一个宿舍里，背对背坐着都懒得回头，我们都是通过软件来聊天。另外，我们的资料大部分都是从网上搜索得到的，如果靠以前的那些方式，早就淘汰过时了，而且从时间、金钱上来说，也太不经济了。您说是不是。也就是说，网络是我们生活的一部分。

但是我会尝试着少打游戏，或者就不打游戏，有些游戏还是不要上手好。"

随后，心理咨询师又逐步了解了鲁新父母的故事：

鲁新的父亲鲁永浩出生在海边的一个小渔村里，家里靠捕鱼为生。鲁永浩在家里排行老三，是最小的一个，上面有一个姐姐，还有一个哥哥。高中毕业后，他也考上了福州的一个医科学校。当时这个消息沸腾了整个村子——终于有了个出人头地的孩子，他再也不用以捕鱼为生，也不用为了生计偷渡到外面卖苦力。永浩是个非常懂事的孩子，知道自己家里非常穷困，在学校读书的时候，省吃俭用，从不乱花钱，学习非常刻苦。

鲁新的母亲张之灵的家庭和鲁永浩的完全不同，她出生在福州市的一个医生世家，家境小康。张之灵是家里最大的一个孩子，还有两个弟弟，她一直都是父母的好帮手，而且自幼跟随父母学习医术，很早便能独立自主，对他人照顾也能够细致入微。

张之灵和鲁永浩是同班同学，在学校就已互为知己。后来毕业以后，两个人都被分配到一个医药生产厂里，在单位里大家都非常看好这两个年轻人。但是张之灵的父母对于他们两人的婚事却不甚满意，女儿一直都是他们心目当中优秀的孩子，而鲁永浩却只是个渔民的儿子。他们不同意两人的结合，也不愿意接受这样的一个女婿。鲁永浩心里非常痛苦，自己微弱的自卑感开始加剧，但同时他也开始为了他们的将来打算。他下定决心一定要做出一番事业，让自己未来的岳父岳母刮目相看。

正值改革开放时期，福州作为沿海地区，也走在开放的前沿。鲁永浩决定从医药厂跳出来，下海经商。经过三年商海的奔波劳苦，他终于在福州立下了根基，张之灵已经顺理成章地成了他的妻子，帮他一起打理生意。他们的小家也是在这样的忙碌状态下建成，第二年他们便有了自己的儿子——鲁新。

鲁新刚出生的时候身体很弱，经常生病。为了能够让他们一心一意做事业，鲁新的父母主动提出要帮他们带孩子，但是张之灵的父母说什么也不允许他们这样做，理由是他们的生活习惯不适合孩子的成长。在这样的情况下，儿子一岁半开始就"半托式"地交给了他的外公、外婆。孩子的问题成了家庭的一个矛盾来源，同时，孩子也是大家宠爱备至的对象。

鲁新在大家的关注之下成长着，但是身边又缺乏同龄人。他渴望能够有很多小伙伴在一起游戏，也渴望自己的父母能够多陪伴自己。有一段时间，每天晚上，鲁永浩夫妇会来到孩子的外婆家把他接回家，第二天又送到外婆家。这样的生活一直持续到了孩子上小学三年级。那时候鲁新的外婆生了场病，这样没有人照顾他了。这个时候开始，鲁新每天放学之后就只能自己回家，做完作业，开始看电视，等爸爸、妈妈回来。有时候他们会回来得很晚，孩子只有自己吃点面包之类的食物。后来鲁永浩干脆请了一位保姆专门照顾孩子的饮食起居。

鲁永浩和张之灵的生意在福州越做越大，后来就把自己的业务开展到了周围的一些地区。时间对于他们来说，只感觉少而没有任何多余。自从孩子没有外公、外婆照顾之后，他们也尽量早回家，但是有时却不能尽如人意，事情多了就走不开了。对孩子，他们也觉得非常歉疚，特别是看到孩子一个人在家里等他们，有时候一个人在沙发上睡着的样子。

随着时间的延伸，每次与鲁新在一起谈话时，鲁永浩似乎只剩下了"最近有没有考试""你的成绩怎么样"之类非常具体的有关学习成绩的话题。如果孩子给予他们非常满意的成绩，就有物质奖励。如果成绩有了下降，他就会怒火中烧，毫不犹豫地对孩子怒骂。

有一次，鲁永浩百忙之中赶早回家，希望多陪陪儿子。没想到家里空荡荡的，一直等到晚上，鲁新才回来，一问居然是到同学家玩去了。顿时火冒三丈，暴打了儿子一顿，以后鲁新再也没敢去同学家玩。

到了鲁新上初二的那年，鲁永浩为他买了一台电脑，摆在书房里。鲁永浩想二十世纪的人都要具备会用电脑和英语这两样本领，那么自己的孩子应该学习电脑这样的新东西。他怎么也没有想到从那时起，孩子就非常喜欢电脑，而且每天晚上都到很晚才睡。刚开始鲁永浩还是很为自己孩子的刻苦精神感到高兴，后来才发现，原来孩子那么晚睡觉，都是在玩电脑游戏。偶尔在报纸上看到一则由于小孩上网而荒废学业的新闻，鲁永浩感觉到了情况的严重性。当晚回到家，就把电脑面前的鲁新拉起来，打骂了一通，不准再玩。过了几天，他回到家，看到孩子已经睡了，但是他用手接触了机箱，发现是滚烫的。他就明白了，立刻把电脑放进了一个闲置的房间里面，把门紧锁上。

鲁新是个乖巧的孩子，知道自己的父亲肯定是生气极了，以后再也不会让自己玩电脑了。他又开始回到了以前的学习状态当中。幸好，他的学习成绩一直都非常好，而且在全校也是名列前茅。后来很顺利地考上了本校的高中部。他所在的中学是当地最好的一个中学。学校的管理非常严谨，学生也都非常刻苦努力。在那里鲁新度过了自己灰色的三年，终于以全校最高分、当地第一名的成绩考入北京一所有名大学。一时间，他成了当地大街小巷谈论的话题。大家都很羡慕鲁永浩有这么一个聪明乖巧、有出息的孩子。

鲁永浩为了奖励鲁新的好成绩，让他自己挑一个奖品。鲁新提出要一台笔记本电脑，这个要求在父母眼中已经是理所应当的事情了。

鲁新带着他的电脑进了大学，离开了父母的身边，留给父母的是骄傲与自豪，而迎接他的又是什么呢？

鲁新去北京上学一年多之后，父母在家里收到了校方的通知。这次不是新的荣誉，而是一纸休学通知！鲁新因为四门功课不及格，长期不上课，彻夜不归而被学校休学一年。

他们怎么也没有想到会发生这样的事情。鲁永浩和张之灵匆匆忙忙打点安排好业务，坐飞机来到北京，看到自己的儿子在宿舍里的样子，他们惊呆了。这哪里是自己的孩子，原来清秀可爱的鲁新，变得好像是《鲁滨逊漂流记》的主人公，头发很长，胡子也长出来了，特别是从他身上散发出来的味道就知道是几天没有洗澡。这样的一个人，如果平时走在大街上，大家肯定要躲得远远的，现在怎么自己的儿子就是这样子？

张之灵心疼地看着自己的儿子，抚摸着他的头，但是鲁永浩无法立刻接受眼前的情景，他狠狠地给儿子一个耳光，并开始质问儿子。显然儿子没有在意他的举动，眼神木然地坐在床上。同学立刻告诉他们俩，鲁新也是刚从网吧回来，听说好几天没有睡觉了，也是刚知道自己被学校休学的事情。

中国的传统式家庭中父亲应该是权威的，母亲是和蔼的，孩子是听话的，鲁新就是在这样一个家庭里成长出来的"乖孩子"。鲁永浩夫妻俩看着自己的儿子，怎么也想不通：为什么儿子会这样无视自己的大好前程？为什么会深陷网络世界？为什么？为什么？

我们又进一步咨询了鲁新身边的老师和同学，他们讲述了这样的校园故事：

鲁新在家里一直都是听话的好孩子，在学校里也一直都是斯斯文文的好学生。在上大学之前，他所在的小学、中学也都是重点学校，而且在班上，他的成绩一直都非常优秀。平时很少和同学讲话，喜欢一个人看书、看漫画。老师、同学们都挺喜欢他的，因为如果别人有什么问题去找他，他肯定会热情地帮别人解决，而且一点也不会吝啬，有了漫画书也会和同学一起分享。

在初一上半学期，他们班转进来一个新同学王毅，他是从广东转学来的，他听不懂当地的一些方言，而且自己的话里还有很浓的广东腔，有时会被同学们当笑柄。但是王毅是个能说会道的孩子，尽管口音很重，但是总能逗得大家前俯后仰。他被分到鲁新那一桌，和鲁新很快就成了无所不谈的好朋友。鲁新经常帮他校正口音，有时还经常教他一些常用的福州话。王毅非常羡慕鲁新的学习成绩，每次考试几乎都能拿第一，而鲁新又非常羡慕王毅能够懂那么多新鲜的事物，如电玩、网游，还去过那么多国家旅游。每天王毅的爸爸都会开车来接他回家，鲁新看着就很羡慕，自己的父母就从来没有接过自己。

有一次，王毅过生日，王毅的爸爸就把鲁新也一起接回家过生日。原来，王毅爸爸是做生意的，刚在福州开了公司走不开，所以把王毅和他妈妈一起接到了福州。等一年之后，生意稳定了，他们会把家搬回广东。鲁新来到王毅家，看到王毅的妈妈亲自做了个漂亮的大蛋糕，还有一大桌的好菜。鲁新看着好羡慕啊！接着，王毅带他来到了自己的卧室，给他看电脑，还有他每天说的那些游戏。那天晚上，鲁新玩得特别开心，他看到了另外一种完全不同的生活。到了八点多，王毅和爸爸把鲁新送回了家。鲁新怎么没有想到，今天爸爸那么早回家，而且还恶狠狠地把自己揍了一顿。那一天美好的感觉就在痛苦当中结束了。

很快，初一就过去了，王毅也回了广东。这时，最好的朋友都离开了自己，鲁新感觉更加孤单。没多久，鲁新的爸爸就给他买了台电脑，这台电脑是买给他学习用的。他如获至宝一般，以前王毅每天都跟自己讲电脑、游戏之类的，现在终于自己也有一台电脑了。电脑暂时填补了王毅走后带来的失落，但是最终引来了父亲的不满，以电脑被锁告终。

初三毕业，鲁新考上了重点高中，那里的学习气氛很紧张，大家都在埋头学习，鲁新每个月也只能回家一次。三年的时间熬出来的是当时的学校理科第一名，父母自然欢天喜地，老师也非常高兴，状元出在自己的班是一件无上光荣的事情。

终于熬完了自己的高中"非人"生活，他感觉到自己离自由已经很近。

鲁新被父母送到北京来上大学，那所大学是多少人向往的高校。他发现自己进入学校后，就像进了森林，到处都是很厉害的人，不是省状元就是市状元，而且都摆出谁都不服谁的样子。选课开始了，除了必修课以外，每个人都开始选自己喜欢的选修课。一个班的同学通常只有在必修课的时候才会碰面，平时都各干各的。班主任也很少出现，班上的活动就由几个班干部帮着做。原来大学生活是这样的自由，鲁新突然有一种飞出笼子的感觉。校园里有很多社团招新的活动，鲁新对于这些都没有太大的兴趣。他最喜欢的就是在宿舍里和几个室友一起联网打游戏。

宿舍成了他主要活动的区域，四个人男生在一起很快就熟悉成了哥们，他们都有共同的爱好，就是都喜欢玩电脑。学校的校园宽带非常快，下电影下游戏比外网快多了，而且ftp上的东西应有尽有，学校的bbs也是大家沟通的一个好工具。他们四个同学每天除了上课和吃饭的时间以外，大都泡在宿舍里玩电脑。有时候懒得出门，他们就玩"石头剪子布"，让输的人出门打饭或买点包子、面包回来。

到期中考试了，原来这里的考试并没有那么难通过，只要提前两天看看，都可以过。考试之后，他发现原先很多人的课，人渐渐变少了，原来很多人都逃课啊！宿舍里的同学有时候也让他在上课签到时代签。这时他也开始观察哪些课不用听就可以过，哪些课只要看看书就可以了，哪些课老师讲得特别差也就不用听了……后来他也尝试了一次让同学帮忙签到，课后非常紧张地问同学怎么样，听到"没问题"的回答之后，他开始笑自己的胆小。

很快就到期末了，他的考试就在最后突击之后顺利过关。

新的学期开始，鲁新听说网吧的电脑很适合玩游戏，他和室友就开始尝试到外面去上网。网吧的电脑的确很不错，速度特别快，而且那里可以和周围人一起玩，特别有意思。唯一不适应的是那里的烟味太大，刚开始感觉很不舒服，后来慢慢也就习惯了。鲁新后来干脆和网友一起边吸烟边玩游戏。在网吧里，很多人玩得激动不已，有时候会对着电脑破口大骂，有时候会在那里得意不已。

当时在那个网吧里，有两种游戏玩得人最多。鲁新的室友加入了第一种游戏组，而他玩的是另一种。很快，他和几个室友的联络就很少了，而和他的那帮游戏队友开始紧锣密鼓地准备着他们的战役。

他完全不在乎自己上学的事情了，上课签到刚开始他还找同学帮他签，后来同学不见他的人影，也就不知道他有没有去上课，不再给他签到。而他的逃课记录也在签到本上出现得越来越多。

幸好，考试前同屋的人提醒了他，要不然，连考试都可能错过。但是成绩却背叛了他。大二刚开学，学校就发了一张休学通知给他父母。

【分析】应用"失补偿"假说进行案例分析

鲁新的网络生活是一个非常典型的例子，他演绎了一个成绩优秀的好学生如何沉迷网络而失去学业的真实故事。他代表着这样一个失落的人群：他们都有过非常辉煌的学业成绩，但是在生活中却遇到不同的问题，很多问题没有得到及时解决，而这些问题随着他们年龄的增长也在变化，甚至恶化。等到时机来临，客观条件给予了便利，问题也就外化了。鲁新外化的结果就是沉迷于网络，不愿意回到现实世界当中。

从"失补偿"假说入手，我们可以很好地分析鲁新问题发生、发展的过程。

对于青少年的成长，他们需要和父母之间的依恋关系来满足他们的安全需要并找到归属感，他们需要不断学习新的东西来满足求知欲，他们需要朋友和同伴来找到认同感，他们需要竞赛和竞争来寻找成就感，他们还需要体育、文艺活动来满足生理发展的需求和自我认同等，同样，他们也需要有互联网这样的方式，来满足求知欲和征服欲等。

鲁新的父母运用单一评价体系来对待孩子，只要孩子的学习成绩好，上了好大学，什么问题都不成问题了，如果学习成绩不好，其他再怎么好，也没有用。他们恰恰忽略了孩子其他方面的需要，包括发展和父母的依恋关系，以及和同伴的关系等等。鲁新在大学之前都是名列前茅的好学生，但是在大学他失去了绝对优势，这样的情况下，他对自己的认同感也在降低，他试图通过别的补偿方式来减轻自己的痛苦和压力；另外，他长期生活在没有安全感的环境当中，缺乏对生活的控制感，而在网络中他可以找到这些感觉，满足自己需要。

在鲁新的案例中，我们首先看看他的常态发展过程遇到了哪些阻碍，从而进入发展受阻阶段（如图7）。

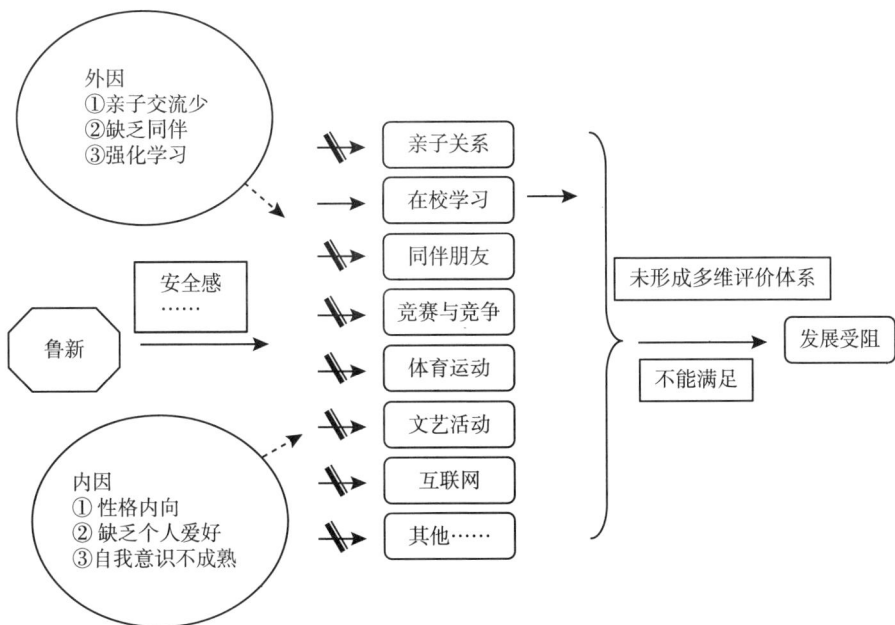

图7 鲁新在初中前阶段"发展受阻"示意图

一般常见的青少年发展途径包括亲子关系、在校学习、同伴关系等，鲁新遇到了比较大的麻烦，这些途径中，大部分都出现了阻碍，只有在校学习这一途径一直还比较通畅。

在发展所需不能得到满足的情况下，补偿就自然发生了。补偿方式可以分为两种，一种是建设性补偿，这种补偿方式是具有建设性意义的，有实际作用的补偿；另外一种是病理性补偿，这种补偿方式暂时地解决了一些问题，但是实际具有一定的破坏作用，影响了正常的生活方式。如果得到的是建设性补偿，那么就可以起到自修复的作用，最后回归到正常的生活状态当中；如果得到的是病理性补偿，那么就无法起到自修复的作用，反而会引起更多的问题，或者埋下隐患，最后到达"失补偿"状态。过度使用网络，沉迷于网络也就是病理性补偿方式中的一种。

鲁新在中学阶段，已经处于发展受阻阶段，尝试通过多种补偿方式进行自我修复，应该指出这时处于"建设性补偿"阶段（如图8）。如希望加强父母依恋关系、建立紧密的同伴关系、利用电脑进行调剂等。

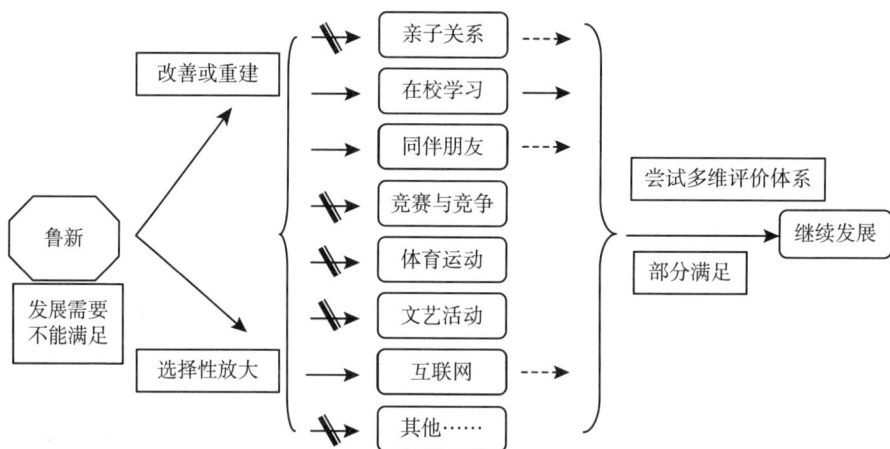

图8 鲁新在初中阶段"建设性补偿"示意图

遗憾的是，各种努力均未能获得成功，如：父母工作太忙，不能改善交流；好朋友王毅转校离开；电脑被父亲锁了起来等。

　　这时的鲁新，已经经历了很多。他在童年时期缺乏父母的关爱，在寻求另外一种感情——友情，但是友情又受阻（王毅同学家的搬迁），后来电脑出现，他开始了玩网络游戏，但是还是被父母阻止。父母唯一认同他的就是学习成绩。通过中学的努力学习，考上大学，他感受到了强烈的成就感，但是到了大学，强手如云，他又沉迷于网络，去寻找虚拟世界里的完美自我，试图在那个世界里体验实现自我的愉悦。

　　在内因与外因的共同作用下，逐步滑入了"病理性补偿"阶段（如图9），但在高中阶段，他单一选择的是学习！在我国教育与社会环境的作用下，高中阶段"学习"的优秀极大补偿了鲁新各种心理发展所需，这一病理性补偿在高中阶段暂时缓解了问题，但同时促使形成了"单一评价体系"，这为他进入大学以后迅速出现问题埋下了重大隐患。

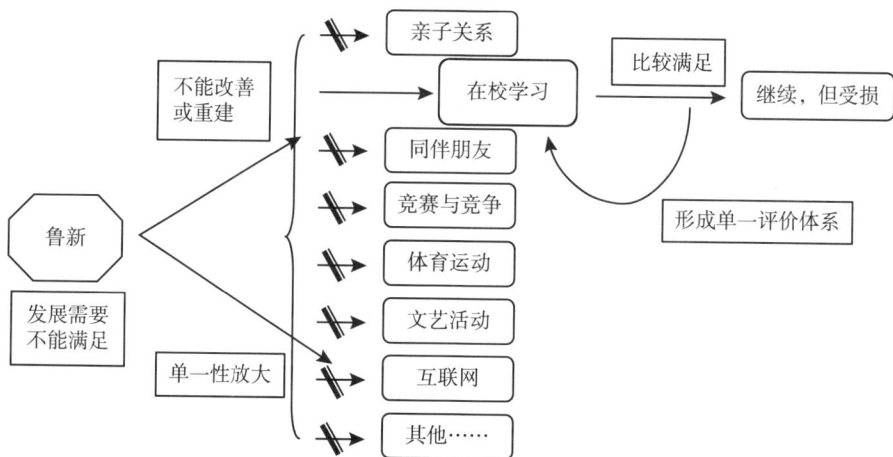

图9　鲁新在高中阶段"病理性补偿"示意图

　　随着鲁新升入大学，"学习"这一单一途径已经远远不能满足他个人发展的各种需要，这时他还在尝试进行新的补偿以获得发展所需。但由于外界环境的影响，加上也已形成的"单一评价体系"的作用，鲁新未能建立起新的多维途径，而是由学习转向互联网这一单一选择（如图10）！

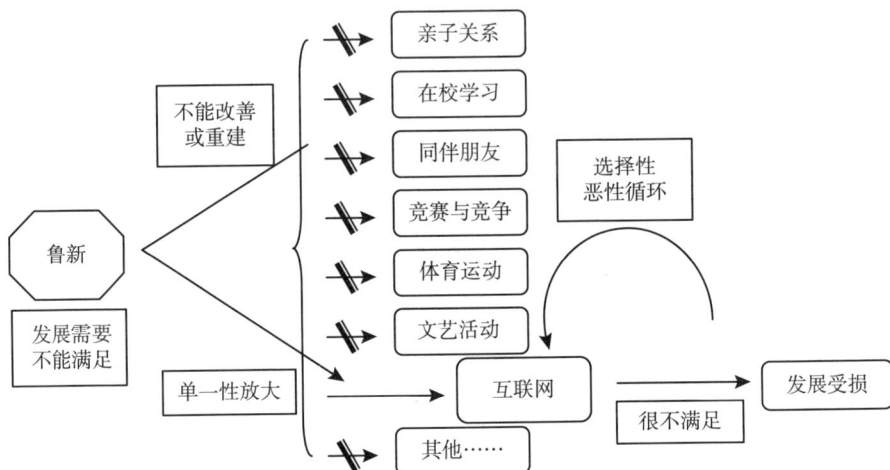

图10　鲁新在大学阶段"病理性补偿"示意图

在勉强支撑一年大学学业以后，鲁新已经无法继续保持完好的社会功能，如正常学习、人际交往、生活作息等；在期末考试这一重要应激事件下，他长期存在的问题全部暴露了出来，个人的发展出现的重大偏差——休学，也就进入了"失补偿"阶段（如图11）。

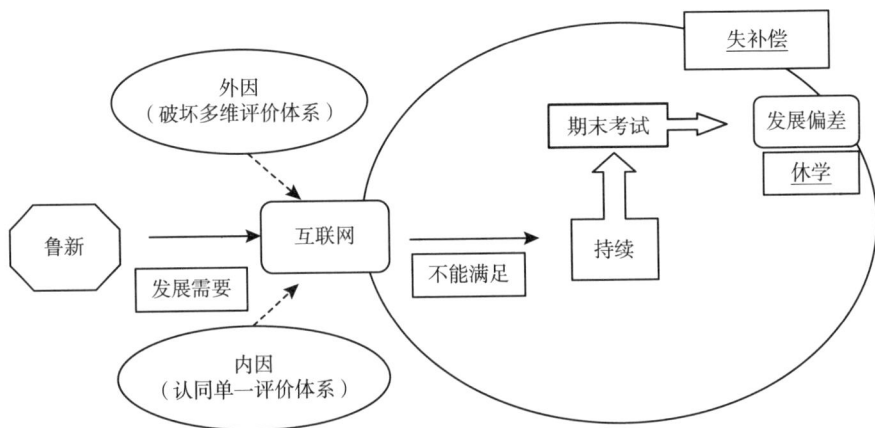

图11　鲁新的"失补偿"阶段示意图

【对策】 系统补偿综合心理治疗

现实是残酷的，一个高考状元被网络游戏拖入了无底深渊。但问题并没有就此结束，更不会任其演化到"发展终止"那一步。在深入了解了鲁新"网络成瘾"问题的发展过程后，我们的应对策略也便清楚了。

鲁新接受了"系统补偿综合心理治疗"。他参加了为期8天的"体验式团体治疗"。在训练营中，他平生第一次深入地面对了自我，了解了自我，提高了自我觉察能力，还建立了新的同伴关系。同时，鲁新的父母接受了心理辅导，他们开始意识到了儿子问题的复杂原因，也开始计划新的应对方式。

回家后，鲁新当了父亲的实习生，有了长期和父亲接触和沟通的机会，另外还有一些社会实践工作。这是一个非常重要的过渡阶段。首先，暂时中断了网络生活这种病理性补偿方式；其次，在这个过程当中，他开始接触现实世界的生活，并且开始激活心理自修复机制，他感觉到自己需要改变，也正在改变。

半年过去了，鲁新不断了解自己的发展需求，和家人一起逐步形成多维评价体系，尝试建立多种建设性补偿方式，能够体验到现实生活中的成就感、亲密感等一系列心理发展所需，让我们一起等待他更好的消息。

四、小心您的孩子被淘汰

（一）不要对孩子玩游戏漠不关心

此部分内容是想讲给那些对孩子玩网络游戏不在意的家长，他们会说孩子还小，就是贪玩，大了自然就好。这些家长们，请仔细阅读此部分内容。

研究发现，边缘系统功能结构发育的相对成熟与前额叶区发育的相对不成熟并存于青少年，也就是说，处于青春期的青少年感性大脑已经发育得比较完善，但是负责控制的理性大脑发育还有不足，因此他们有了比较强烈的情感需求，但是负责管理需求的能力还远远不够。在这种情况下，如果没有外在的力量，比如老师、长辈的提醒和监管，一个孩子极容易在网络游戏面前失控。

（二）网络游戏失控与成瘾

正如肌肉在经过一段时间的活动后会变疲劳，力量下降一样，一个人自我控制的能力也会因为某些行为而被消耗。常见的消耗自控力的行为有：学习新知识和技能、节食、执行新计划、克制情绪、忍受疼痛、长时间玩手机、克制上网等。当一个人的自我控制资源处于耗竭状态时，他极容易出现失控行为。研究表明长时间网络游戏不仅会使人的大脑产生疲劳，还会影响睡眠、饮食、运动锻炼等健康的生活方式，而这些生活方式又是自我控制资源恢复的有效途径。同时学业、工作、人际交往等正常的社会功能会遭到破坏，使人产生压力与愧疚感，这也从某种程度损耗人的自控力。最终自控力遭到严重损耗，人更无法控制自己对网络游戏的渴望，便会陷入无限循环的怪圈（如图12）。

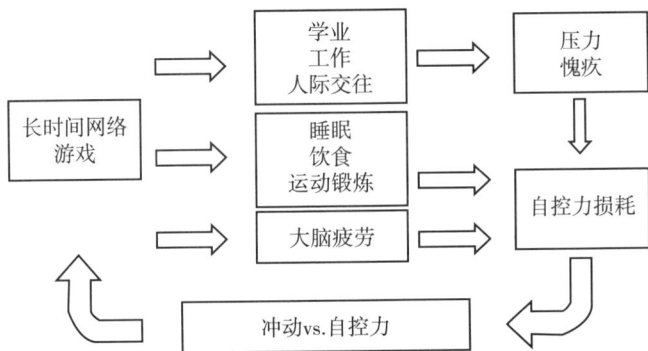

图12 网络游戏失控的怪圈

（三）帮助孩子建立网络游戏的良性机制

社会发展进入到知识经济时代，信息资源过剩，在这个背景下，每个人要想健康可持续的发展，必须具备比以往任何时候更加强大的自我控制能力。而网络游戏就像是一个筛选机制，那些能够与网络游戏建立良性关系的孩子，想玩就玩，想停就停，就是通过了这个筛选机制，可以很好地适应网络时代；反之，过度沉迷于网络游戏不能自拔，在某种意义上说他可能会出现适应障碍。因此，请各位家长一定要重视孩子早期与网络游戏或互联网的关系建立，帮助孩子成为玩游戏的人，而不是被游戏玩的人。

五、成瘾的为什么都是青少年

青少年已是网络成瘾人群的主力军，青少年网络成瘾的对象主要是网络游戏。为什么青少年是网络成瘾的易感人群呢？我们可以从以下三方面进行分析：

（一）青少年的自身特点

青少年是人的一生中发展变化最迅速的时期。这一时期，青少年的生理上发生了巨大变化，心理上也产生了不小的波动，他们的认知、情绪、自我意识及人际交往都具有独特的表现。

青少年的认知已经发展到了相对完善的程度，他们思维活跃，不再满足于课本上的道理，而是喜欢追求独立性思考，喜欢对事物追本溯源，喜欢提出质疑，这是青少年阶段认知发展的重要特点。网络游戏丰富多彩，新技术、新玩法层出不穷，关卡设置极富有趣味性和挑战性，这恰恰满足了青少年喜欢挑战的特点。

青少年的情感世界非常丰富，情绪容易波动和情感比较强烈，带有明显两极性的特点。青少年处于成熟与半成熟、独立与依赖交互存在的特殊时期，他们的内心充满矛盾，因此他们很敏感，很容易体验到一些负性情绪。本来利用网络来发泄情绪、放松心情也无可厚非，但是如果每次遇到不顺心的事情就选择用网络游戏来调节心情，而没有其他调节方式的话，就会导致青少年过度迷恋网络而不能自拔。

从自我意识层面来讲，埃里克森的人格发展理论提出：青少年期的主要任务是建立自我同一性。在发展自我同一性的过程中，青少年非常在乎外界对自己的评价，非常希望得到他人的认同与赞赏。但是在现实生活中，巨大的学业压力及家长、老师的期待常常使青少年处于一种受挫状态，因此，他们自然会通过一些其他途径来寻找自我价值，而网络游戏为青少年提供了一条很方便的途径。虽然网络是虚拟的，但网络游戏胜利所带来的成就感却是真实的，每闯过一关，就会有及时的奖励和回报，这在网络游戏中是非常容易实现的，但在现实生活中却是很难实现的。

随着年龄的增长，青少年与社会的交往也越来越广泛。青少年极其渴望独立，对父母的权威产生怀疑，与此同时，他们又迫切需要有人来倾听自己的内心、期待与人交流自己的情感，因此他们特别看重友谊。心理学研究表明，青少年的主要依恋对象由父母转向同伴。他们的言行、爱好、装扮都会受到同伴的影响，有些青少年上网玩游戏也是受到同伴的影响，大家都玩电子游戏，自己不进入就会感到落伍。此外，在玩游戏的过程中，可以与伙伴交流情感、分享喜悦，可以说人际交往特点也为青少年玩游戏创造了条件。

（二）网络本身的特性

在本章第一部分，我们分析了网络游戏的特点，它具有娱乐性、互动性、虚拟现实性等特点，再加上精致的画面、美妙的音乐、诱人的关卡和挑战晋级方式，电子游戏对青少年来说具有极大的诱惑力。网络和电子游戏是把双刃剑，青少年在游戏中获得益智与促进能力发展的同时，往往不自觉地陷入网瘾不能自拔。

（三）大环境的变化

1. 教育导向

随着社会的发展与进步，网络已成为人们不可或缺的一部分。对于青少年学生来说，"触网"是必经之路。获取最新信息、完成日常作业都需要上网，而青少年的判断力及自控力还并未发展完善，很容易被网上良莠不齐的信息所迷惑。此外，对于某些成绩不理想的学生来讲，繁重的课业压力和心理负担使得他们体验不到成就感，虚拟的网络世界恰恰成了满足他们心理需求的地方。

2. 家庭因素

很多家长由于生活压力，很少有时间陪孩子做游戏、做作业，甚至很少有时间陪孩子聊天，可以说没有形成良好的家庭沟通氛围。随着年龄的增长，青少年极其渴望独立，并对父母的权威产生怀疑，青少年时期是个容易与父母产生分歧的时期。若没有良好的家庭沟通氛围做基础，当家长与青少年之间出现代沟、矛盾时，常常会出现处理不及时、沟通不畅的现象。这时孩子往往会想"何以解忧，唯有上网"。

调查表明，不少沉迷网络的孩子，他们的家长或多或少对网络有着不理性的看法。很多家长盲目排斥网络，极力限制孩子上网，这对于青少年来讲无疑会起到反作用，他们通常会想尽一切办法与父母斗智斗勇，来满足内心的需求。对于孩子上网，家长正确的做法是疏导，而不是堵，有松有弛，有放有收，才能达到让孩子科学上网的目的。

3. 社会背景

网络发展日新月异，足不出户便可获知天下之事。网络给我们带来了很多不一样的体验，网络游戏则以其强大的吸引力令无数网民尤其是青少年着迷。网络游戏虽然是虚拟的，但它与现实有着太多相同的设计，同时又省去了现实生活中的枯燥与烦恼，它为青少年构建了一幅理想的图画，让青少年沉迷其中无法自拔。

随着网络游戏的盛行，有一段时间，网吧成了随处可见的上网场所。每到青少年的放学时间，网吧里常常座无虚席，泡网吧玩游戏似乎成了一种潮流。另外，网吧管理制度的不完善，网吧经营者的社会责任感缺失，"未成年人禁止入内"的警示形同虚设，都在一定程度上对青少年的网络成瘾现象起到了推波助澜的作用。

第三章 让孩子安全触网

一、网游是游戏，但也只是游戏中的一种

（一）家长不要谈"网"色变，要用智慧引导孩子

现在家长普遍谈"网"色变。很多家长认为孩子沉迷网络游戏，都是社会害的，是社会没有管理好网络游戏的发展。过去20年，中国互联网的高速发展的确存在一些问题，比如对儿童青少年使用网络产品的监管方法没有配套。然而，互联网经济作为一种新生力量，它一旦触发，任谁也无法阻挡。自然环境每次发生重大变化，势必会对生活在其中的每个物种都产生影响，此时进化就会发生。所谓进化在物种层面就是要进行优胜劣汰的竞争，在每个生物体层面就是要努力调整，以适应环境变化。面对互联网游戏经济高速发展，各位家长不要想着如何抵制它、远离它，而是要思考如何更好地适应它、利用它。

很多家长也会不停地想如何停止或减少孩子的网络游戏，其实大家更应该仔细想想除了网络游戏，还能让孩子玩什么。彻底终止一个可以让人产生愉悦体验的活动是非常难的，但如果能找到一个更好的替代方法，事情就会简单得多。比如，为了戒烟，吸烟者可能会选择尼古丁口香糖等替代品；糖尿病患者为了少摄入糖分，会选择木糖醇作为替代，既满足了对甜味的渴望，又避免了摄糖过多。因此，如果你想让孩子少玩网络游戏，就必须要找到一个或几个更好的替代品。

延伸阅读

游戏是儿童的天性，网络游戏不是唯一的

家长还应该认识一个问题，即儿童为什么要进行游戏？在已有的文献资料里我们可以查询到很多游戏理论来回答这个问题，比如精力剩余说，娱乐放松说，种族复演说，生活准备说等等，其中皮亚杰的"游戏发展理论"给我们提供了更广阔的视角。他指出每个孩子在成长过程中需要不断去适应来自于长者、同伴、社会和习惯构建的社会世界，由于孩子的已有经验或认知结构不足，很难在这种适应中像成年人那样满足个人情感上或者智慧上的需要。游戏就充当了认识的兴趣和情感的兴趣之间的一个缓冲地区。在游戏里，孩子的动机并非为了适应现实，而是使现实被他自己所同化。这里既没有强制，也没有处分，他不需要成人的帮助就可以用自主游戏满足需要。一个孩子如果一味地去顺应环境，势必会导致情感需求的极大饥渴，甚至会丧失主体感。当个体在现实生活中很难得到自主感、成就感和归属感时，他会更加偏向从虚拟的网络世界中去补偿这些"饥渴"。如果网络游戏成为孩子唯一的游戏方式，问题就严重了，他从虚拟游戏中获得的补偿很难真正迁移到有意义的个体成长中，这就出现本书在阐述网络成瘾"失补偿"理论中的"失补偿"现象。

（二）为儿童创造丰富多彩的游戏

综上所述，我们不能压缩儿童的游戏时间，反而要创造更加丰富的游戏生活，如滑雪、足球、围棋、舞蹈等等，儿童时期生活的丰富度是预防他们过度使用互联网的重要手段。我们也不能彻底阻止儿童体验网络游戏，而是应该把网络游戏当作游戏的一种，只有打开了儿童多种发展通道，让他的兴趣变得广泛，才能将他从网络游戏中拉出来。

二、让儿童安全触网

在这部分，根据实际案例选出两个典型儿童范例，逐步列举他们在接触手机的五个阶段中父母是如何做的，从而导致发展截然不同的两个儿童，即有利的结果——"玩互联网"vs.不利的结果——"被互联网玩"。

从两个故事中总结导致不同结果出现的关键点（例如：第一次接触手机的方式非常重要：印刻行为原理等）。

大圣和小六是两个年龄相仿的男孩，他们是网络时代成长的典型代表。他们生来就看到了周边各种屏幕，电视屏、电脑屏、电子书屏、手机屏。大圣和小六第一次看到屏幕里精彩内容的时候，都不停地用小手到屏幕后面翻找，他们想知道这些内容从哪里来，更让他们惊奇的是，他们不小心碰了一下屏幕，屏幕里的内容竟然变了，感觉太神奇了！接下来，我们一起来分享一下两个小男孩在成长路上是如何与电子屏幕相处的案例。

【案例】大圣与手机的故事（大圣是网络的主人，而非网络的奴仆）

5个月的大圣第一次看手机，是爸爸让他看自己的录像。大圣瞪着两只眼睛一眨不眨，嘴里偶尔发出呜呜的声音，最后口水流了出来，差点把手机"淹没"了。爸爸被他的反应逗得乐开了怀。随后的日子里，大圣经常能够跟爸爸一起分享手机里的照片和视频。

7个月后，他开始伸手抢要手机，拿到手机后先翻过来看手机背面，他在探索这些神奇的影像是从哪里来的。8个月，大圣开始爬行，为了鼓励他爬行，爸爸会用手机来引诱他，此招真心好使。10个月，大圣学会了用手指去滑动屏幕，只要手机有声音，他一定会要求拿手机，如果拿不到就开始用力哼哼，表达自己的不满。12月后，大圣爸爸会在孩子玩手机的过程中全程陪伴，并给他讲解手机里的内容。每次看完照片和视频，他会让大圣跟手机说拜拜，然后收走手机，让大圣开始玩其他玩具。

1岁到2岁期间，大圣总是主动要手机玩，大圣爸爸还是以让他看视频和照片为主，偶尔会一起听听歌曲，听听故事，他绝不允许大圣利用手机玩小游戏或者看动画片，并且大圣爸爸给大圣准备了一个五分钟沙漏，告诉大圣，沙子漏完的时候，就要跟手机说拜拜。大圣爸爸一般会尽量满足大圣的要求，但一旦规定的时间到了，他会很坚决地要求停止。爸爸在大圣很小的时候就非常注意良好依恋关系的建设，并跟大圣形成了很好的共同注意行为，因此，一般情况下，大圣都是比较配合爸爸的。

2岁到6岁时，大圣自主意识更加强烈，他对动画片和手机游戏有了强烈的需求，因为太有趣了。他开始有自己的小脾气，开始对爸爸规定的沙漏时间有意见。于是大圣爸爸带大圣去买了好几个不同时间长度的沙漏，回家后他们开始观察不同沙漏的时间长度。他让大圣自己给沙漏排序，让他自己选择一个合适的沙漏来提醒自己玩手机和看动画片的时间。经过商量，大圣和爸爸选择了一个20分钟的沙漏，每次玩手机的时间是这个沙漏漏完，每天一次。大圣爸爸跟大圣一起设置了违反规则的惩罚措施，他们共同决定，违反规则的惩罚是三天不能玩手机，如果沙漏结束还不停止，就要受到相应的惩罚。为了帮助大圣认识到规则的好处，大圣爸爸还特地邀请大圣监督自己是否准点下班回家。这是大圣特别喜欢的，因为他非常希望爸爸能按时下班回家，于是他们约定爸爸每天晚上六点半回家，如果没有按照约定时间到家，就要受到相应的惩罚。经过商讨，他们决定，惩罚是爸爸回家不能吃晚饭，只能吃大圣准备的游戏晚餐（就是假想游戏道具代替的晚餐）。通过这些活动，大圣有了很好的规则意识，并在手机的使用上具备了基本的自我管理能力。

上学以后，大圣用手机的频率越来越高，跟朋友聊天、做作业、玩儿游戏都在手机上完成。大圣发现只要自己拿起手机，就很难集中精力写作业了，他很苦恼。大圣爸爸建议把手机上的游戏功能和聊天功能通通去掉，只用来收作业，写作业，并且告诉他如果他需要聊天或者玩游戏，可以使用另外一个手机，这个手机具备统计开机时长的功能。他们又约定了这个手机的使用时长每天不能超过1小时，如果超过1个小时，这个手机要放到保险柜1个星期。大圣爸爸除了管控大圣的手机使用时间，还有一个非常重要的举措，那就是丰富大圣的课余时间。他给大圣选择了很多课外兴趣班，课程内容以运动类居多，比如轮滑、游泳、跆拳道、舞蹈等。他希望大圣能从更多的现实活动中获得乐趣、成就感，并且掌握某种技能，提高大圣的自我效能感。所以，大圣很忙，几乎没有时间用手机了。

上中学后，大圣身边有很多同学在玩大型复杂的在线游戏，大圣偶尔也会玩玩儿，但他感觉这些虚拟电子游戏获得的快感，跟滑雪、帆船、冲浪等极限运动带来的快感相比，是小巫见大巫。同时大圣还发现长时间玩游戏或看视频后会有很强的空虚感，而同等时间去读小说或者做一些有意义的事情，自己会感到很充实、很自在，因此他会主动控制自己的游戏时间。

大圣，就这样成了网络的主人，而非网络的奴仆。

【案例】小六与手机的故事（小六被网络"玩"了，成了网络游戏的奴仆）

小六与大圣类似，也是5个月开始对手机产生了兴趣，小六爸爸也时不时给他看手机，逗小六开心。7个月后，小六也主动要手机，只要拿到手机，小六就会以各种方式去探索手机，敲、咬、投、啃、抓……只要你能想到的，他都做过了。对此六爸很受用，因为只要给小六一个手机，他就可以自己玩儿很久，六爸就可以在家里做些其他事情。小六究竟怎么玩手机和玩了多久，六爸其实不是很清楚。

2岁以后，小六开始玩手机上的小游戏，某猫游戏是他的最爱。对着明亮的屏幕，小六的手指在屏幕上欢快地跳跃，屏幕里的猫猫以各种好玩的动作和叫声回应着小六，小六充分地享受对这个世界的操控感。六爸也给小六买了很多其他的玩具，比如积木、火车模型，但小六对此并不感冒。六爸隐约有些担忧，感觉孩子玩游戏有些上瘾，因此主动引导他一起搭积木，六爸用了一上午时间，终于把买给小六的某高积木按照图形搭建成型，正要自豪地与儿子分享时，小六已经扑上前来，将积木城堡一把推倒，然后哈哈大笑。经过几次相同的经历后，六爸也放弃了，不再引导他玩积木，他想等小六再大些再教育他，那时自然就好了。于是，小六更加沉浸在虚拟游戏的世界里，玩得不亦乐乎。

小学以后，小六的课余时间大部分也都贡献给了网络游戏，六爸也尝试带他去参加了很多兴趣班，但小六都感觉很无聊。他很难在这些活动中高度投入，自然也就没有什么好的成就收获，更不用说什么乐趣了。他最喜欢爸爸给他买新键盘，家里有一堆键盘，都是"a、s、w、d"和"↑←↓→"键坏掉了。有一次，小六周末两天，合计玩游戏总时长是18个小时。周一他带着黑圆圈和晕晕乎乎的状态去的学校，全天在课堂上点头次数不下百次，那不是对老师讲课内容的赞许，是对困神的回应。为了阻止小六玩网络游戏，六爸把该用的手段都用了，强制断网、说服教育、打骂哄骗……无果！没有了网络游戏，小六就像丢了魂一样，没有生机，焦躁不安。

初中以后，小六在学习成绩上遭遇了全面滑铁卢。没有最遭，只有更遭。现实生活上的失败和小六自尊意识的爆发相遇了，多么残酷的事实。小六内心的冲突是空前的，他实在无法排解，只能采用了鸵鸟心态，不看、不管、不听。作为一个独立的个体，不管他现实生活状况多么不堪，他的内在需求跟其他人是没有差别的，自主需求、成就需求和归属需求，他都渴望获得满足，现实已经破碎，他只能通过虚拟游戏来补偿。于是，他开始花更多的时间在网络游戏的世界里畅游，在某种意义上，他的精神世界是构建了一个新的代谢回路，而这个代谢机制已经与现实没有关系了，社会功能也基本丧失了。

小六，看似在玩网络，其实他已经被网络"玩"了，他已经成了网络游戏的奴仆。

【启示】两个故事的关键点

最后，我们来总结一下大圣和小六与手机接触的差异点：

①相比小六，大圣6岁之前接触手机或网络都是在爸爸的管控之下，并且养成了很多使用习惯，包括主动分离（说拜拜）、定量使用、自我管理等。

②相比小六，大圣在早期时就建立了比较丰富的需求满足通道，游戏仅仅是满足需求的其中一种，还有很多其他的方式来满足三种基本需要。

③相比小六，大圣的爸爸更清楚孩子的年龄特征、能力水平，更懂得根据年龄来设计管理和教育方法，比如大圣爸爸会邀请孩子来监督自己，以增强他对规则的好感，再比如小六爸爸在带孩子玩积木的过程中，显然忽视了孩子的能力水平，没有充分认识到"最近发展区"原则，不能有效地激发孩子的成就感。

三、玩网络，还是被网络"玩"

随着信息技术的不断发展，网络已经融入了人们的工作、学习、生活当中，不管怕它也好，爱它也罢，它都成了我们生活的一部分。作为现代社会中的一分子，儿童也会卷入其中：收发作业邮件、查询考试成绩、联系同学好友、学习新知识，甚至聊天、玩游戏等。尽管儿童上网也有好处，比如开阔视野、加强交流、扩展受教育空间，但由于儿童的自制力差、辨别是非的能力弱，如果不加强引导和控制，过度上网将会对他们的学习和成长带来很多不良影响，如网络游戏上瘾、近视、肥胖、社交不安全等。

网络相对于电视、报纸、广播来说，具有信息量大、及时、原始、传递方式新颖和可参与性便捷等优点，因而备受欢迎。上网，已成为人们的时尚，成为人们学习和生活中一个必不可少的组成部分。对新事物十分敏感的儿童以巨大的热情置身于网络之中，成为网络的新新一代。他们在丰富多彩的网络世界中交友、娱乐和学习，伴随着网络的发展而成长，不论是网络本身所具有的特性，还是它所提供的丰富内容和参与平台，都对儿童的思维方式、行为习惯、心理发展、价值观念和政治倾向等方面产生不可低估的影响，同时也对教育工作者和广大家长群体带来了前所未有的挑战。

网络高效、快速、方便、独特的交流方式与当代新新儿童偏于好奇、乐于幻想、追求独立的要求相吻合，因此网络一出现，便注定与少年儿童紧紧联系在一起。网络使新新儿童和这个世界息息相通，并获得了接触世界的更广泛的空间，但同时也暴露出了很多容易遭受伤害和负面影响的问题。面对不可阻挡的新新儿童上网热潮，如何对其进行正确引导，已成为学校、家庭及全社会共同关注的重要话题。

（一）玩好网络，很有用

1. 开拓儿童的视野

儿童可以通过网络学习文化知识、掌握生活技能。社会化的目的是使人由自然人转变到社会人，最终能够承担社会角色责任。网络由于具有信息量大、内容丰富多彩、信息传达形式多样、自由开放等特点，能够极大引起儿童的学习主动性。儿童在上网过程中，不但可以了解到最新的时事新闻，而且可以对自己感兴趣的各种历史事件、科学知识、人物传记进行检索，最终能够得到以图文并茂形式体现的知识。以往需要翻阅大量书籍才能找到的资料，现在短短的几秒内就能轻松获得，并且能够在大量信息中挑选最符合自己要求的信息。

网络为儿童提供了丰富多彩的信息资源，极大满足了儿童的求知欲望，改变了儿童认识问题、解决问题的方法和思路，为儿童的创新思维奠定了基础。网络上大量信息，让儿童坐在家里就能到世界各地，透过网络的窗口，就可以关注"家事、国事、天下事"，使视野空前开阔起来。

2. 增强了儿童与外界的联系

多数家长平时忙于打拼事业，孩子又忙于功课，两代人之间的沟通并不充分。即使是同窗好友，也因学习紧张，难有深交。孩子渴望交流，而在网络上，通过电子邮件、聊天工具等把天涯海角、素不相识的人拉到"零距离"空间，相互咨询、交谈、讨论、倾诉、请教的过程，极大地满足了儿童强烈的表达欲、表现欲、社交欲，使他们结识更多的朋友。互通信息使他们增进了解，也使自己学习和进步有了参照。网络模拟的虚拟世界消除了传统交往中的社会地位、生活方式、文化层次等的差异，扩展了儿童与外部世界的联系、交往渠道，增加了儿童交流平台。

3. 充实了儿童的心理空间

在孤独感日益严重的今天，网络文化的隐秘性和虚拟性，给人们的精神世界营造了一个相对平等而自由的空间，儿童敢于在网络上抒发情感，倾吐内心感受，反映自身思想，宣泄个人情绪，回归"本我"，使身心得到放松，压力得以缓解。

（二）被网络"玩"，就不只是影响学习了

1. 近视

目前，大多学者认为人类视觉系统的敏感期约在2岁前开始，在9~12岁结束。沉迷于网络的儿童，极为多发眼科疾病。电脑屏幕亮度较高，画面又经常跳动，如果儿童目不转睛地盯着屏幕，会造成眼睛过度劳累，导致近视。

📖 **延伸阅读**

上网主要通过以下三点来影响儿童的视力

首先，沉溺网络游戏导致儿童用眼时间过长。大多数中、低度近视眼的发展与眼球发育期视近过度有关。网络游戏在制作过程中，正是针对玩家的沉溺心理进行设计，所以玩网络游戏都需要耗费很长时间。儿童面对电脑时间过长，户外活动时间就会明显减少，长期处于视近状态。在这种情况下，睫状肌长期持续收缩，先形成调节痉挛，以后进一步发展成为近视眼。在12~18岁为近视高速发展期，因此沉溺网络游戏对儿童视力的危害尤为严重。

其次，视网膜的视标细胞中含有视紫红质，这种视紫红质由维生素A合成，是人眼重要的感光物质。如果视标细胞缺乏视紫红质，就可能造成视力的下降。沉溺网络游戏的儿童长时间注视电脑显示屏，视网膜上的视紫红质消耗过多，如果没能及时补充维生素A和相关蛋白质，就会导致视力下降、眼痛、怕光、暗适应能力降低等。

最后，刺激性的游戏容易让人兴奋，睡眠减少，打乱生活节奏。儿童沉迷于网络游戏之中，正常的饮食规律被打乱，容易造成水分摄入量减少。加上网吧环境比较差，透气性不好，眼睛自然会出现酸、胀、痛等状况。长此以往，很容易引起结膜炎，甚至青光眼，也很容易使人过早形成白内障。

2. 肥胖

玩电子游戏与儿童肥胖有直接关系。如不加以控制，21世纪的孩子们可能成为人类历史上，第一代寿命短于父辈的人。有调查显示，我国儿童肥胖率随平均每天上网时间的延长而显著增加，上网时长与儿童肥胖率之间存在明显的剂量—反应关系。我国少年儿童平均每天上网的时间为3小时出现肥胖的危险性，是每天上网时间0~1小时儿童的1.4倍。5岁儿童每天上网的次数越多，发生肥胖的危险性越高。每天上网4次以上的5岁儿童发生肥胖的危险性是不上网儿童的2.1倍。且研究发现，儿童肥胖率随上网时间的延长而增加的趋势在12~17岁青少年要比6~11岁儿童更明显。

📖 延伸阅读

上网主要会通过以下两点导致儿童身体肥胖

一是长时间上网降低儿童体力活动。上网时儿童的能量消耗低，长时间沉迷于网络，可能因为减少了参与其他高强度体力活动的机会和时间，而影响到儿童的能量消耗。研究发现，儿童上网时间和体力活动水平之间存在微弱但显著的负相关关系。通过减少儿童上网时间可以增加儿童参加其他较高强度体力活动的机会，尤其是当可供不上网儿童选择的高强度体力活动项目较多而久坐少动行为较少时。如果儿童将上网的时间用于其他高强度体力活动，如玩户外游戏、打乒乓球、打排球、踢足球、跳绳、跑步、游泳等，将消耗更多的能量。一个12岁54千克的女孩如果每天少上网半小时，而将这段时间用于散步，可以使其能量消耗每天增加52千卡，如果坚持一年，所增加的能量消耗相当于2.5千克体重。

二是上网增加儿童能量摄入。网页食品广告和上网浏览的节目中大量涉及食品的内容，会影响儿童的饮食观念和饮食行为的形成，从而影响儿童对食物的选择和消费。上网时间较长的儿童选择高脂、高能量膳食的比例较高，零食的摄入也比较多。网络广告和网络节目对儿童饮食的最大危害在于，儿童时期是饮食行为形成的关键时期，儿童时期形成的饮食习惯很容易持续到成年，在垃圾食品广告充斥屏幕的环境下长大的儿童，一旦形成不良膳食模式，将会带来许多成年后的不良后果，如肥胖、心血管疾病、糖尿病、癌症和老年痴呆等。

针对长时间上网对儿童健康的影响，我国相关部门建议应该将儿童每天上网时间限制在2小时内；同时家长、学校、社区和社会应该为儿童提供更多的活动空间和活动方式，以免儿童从一个屏幕转到另一个屏幕。

3. 睡眠不够

对青少年来讲，睡眠不足不仅会导致智力发育缺陷，还可能造成注意力不集中、情绪易波动及行为易改变。

4. 对学习失去兴趣

儿童阶段不仅要学习知识，更是要培养良好的思维方式和行为、道德习惯。而互联网的出现，打破了儿童平静而单一的学习生活，一小部分本身就对学习存在抵触情绪的儿童，自然而然地就沉迷于网络，无法自拔。

5. 对现实交往的冷漠化

一些儿童已习惯虚拟世界里的交往，渐渐忽略了现实世界的交往，甚至已经忘记了现实生活中人与人的交往技能。当今社会流行的"宅"文化，也体现了这群儿童的特质，他们不喜欢外出与人进行面对面的交流，他们习惯于使用网络上各种表情、字符来表达他们的情感。因沉溺于网络交往而产生对现实交往的冷漠态度，会进一步演化成对现实情感的麻木，以及正义感、道德感的缺失，甚至最终会丧失最基本的事实和道德判断能力。网络模拟出来的虚拟世界容易让儿童产生人格偏差、对世界的不正确认识等问题。

6. 社交不安全

网络社交与现实中的人际交往存在着很大的不同，它是基于网络技术发展起来的一种模拟的社会交往，是一种"人—机—符号—符号—机—人"的交流，存在机器阻隔，并非完整意义上的社交行为。网络信息传播技术把真实世界与虚拟世界的界限模糊了，人在网络上以数字符号的形式出现，而在交往中备受关注的性别、年龄、相貌、职业等特性被掩盖了，这便形成了虚拟社会中人与人交往的特有形式。可见，在上网过程中，人们完全可以使用代号或虚假的姓名、身份，不必担心被人发现。正因如此，网络不可避免地成为别有用心的人从事违法犯罪的空间，网络社交的虚拟性和匿名性极易成为不法分子作案的依托，从而衍生出各种各样的社交性违法犯罪。作为网络低龄化主力军的儿童，极易成为网络犯罪的受害人。

7.精神疾病

医学研究发现，儿童过度使用电子设备与不断出现的抑郁症、焦虑症、注意力缺乏、孤独症和精神紊乱等异常行为有关。

此外，媒体中频繁出现的暴力场面，造成了现代孩子们易形成侵犯的行为方式。如今媒体中出现的暴力和色情场面越来越多，并闯入孩子们的视野，使他们受到影响，导致行为出现问题。

第四章 避免网络成瘾，要懂点心理学

一、儿童心理发展的规律

（一）婴幼儿期（0~3岁）

1.动作技能

动作技能是心理活动外化的一种结果，它的发展是婴儿心理发展的一个重要指标。所谓动作技能是指经过练习达到自动化的动作体系，例如从蹒跚学步到健步如飞的过程就是行走动作技能自动化的过程。婴儿动作技能的发展主要包括两个方面：粗大运动如抬头、爬、坐、走等动作的发展；精细运动如用手拿物、抓握动作的发展。动作技能的形成反映了婴儿神经系统的发育状况，同时它又与神经系统的发育相互作用。神经系统发育对动作技能的作用体现在：一方面，婴儿期神经元的髓鞘化保证了神经冲动的快速、准确传递，这是保证抓握等精细动作顺利、准确实现的物质基础；另一方面，大脑运动皮层的发展更是动作技能发展的重要前提。由于动作技能的发展是婴儿对周围世界施加控制的一种表达，婴儿期动作技能的发展是后续发展的基础。

2.观察能力

婴儿有目的的感知觉就是观察。感知觉是婴儿认知发展中最早发生，也是最先成熟的心理过程，因此感知觉是婴儿认知的开端。同时，婴儿通过感知觉获取周围环境的信息，并适应周围环境。由此可见，感知觉是婴儿认识和了解世界的基础，培养孩子的观察能力是父母在孩子婴儿时期的主要任务。

3.口头语言交流能力

与人交流是个体成长的基本途径，语言是交流的重要手段之一。婴儿期是口头语言发展的关键时期。口头语言表达是一个双向交流的过程，婴儿通过与母亲或周围其他人的互动交流，一方面获得了成长，另一方面能与外部世界产生了交互作用。所以，培养孩子的口头表达能力是婴儿期的基础任务。

4.自主性

2~3岁是个体的第一个逆反期，这是婴儿的认知和动作技能等方面发展的结果。由于婴儿已经获得了主动接近客观事物的本领，影响和操作各种物体都能感到自我的存在，并开始意识到自身的力量，意识到自己是一个具体的、有着自己愿望和特点的人。所以，这一年龄段的婴儿渴望在成人面前表现自己的力量和能力，进而表现出对自主行为控制的渴望，出现逆反。由于此阶段婴儿自主性发展的需求强烈，培养儿童自主性是父母的重要任务，而且儿童自主性的养成对其后续积极个性的形成也具有重要意义。

5.安全感和亲密感

婴儿期的安全感是其一生健康、顺利发展的基础，这是因为婴儿期是个体对这个世界产生信任的关键时期。具有基本信任感的儿童会觉得世界是美好和令人安心的，因而能自信地探索外部世界。婴儿在与外部世界的交互作用中，如果经常得到积极的反馈，如母亲及时地点头、微笑等回应，便会具有安全感。安全感的体验会使婴儿对周围世界产生信任，这是亲密感的基础。在亲密感中最重要的一种情感是依恋，它指的是婴儿与母亲或生活中特定人物之间的一种强烈而深刻的情感联结，与此人交往会带来愉悦感，面临压力时会从此人处寻求安慰。所以，婴儿形成对母亲的健康依恋是培养其亲密感的途径之一，在此基础上形成与世界的亲密感，又是个体个性形成的基础。

6. 游戏的萌芽

在婴儿阶段，游戏往往由一些探索行为发展而来。最开始，他们会参与一些感觉运动游戏，这些游戏会促进他们的粗大动作和精细动作发展。同时，在婴儿玩游戏的过程中，他们也能够感受到安全感。在认知和社会性情绪发展到一定程度时，婴儿会出现假装游戏的萌芽。

（二）学龄前期（4~6岁）

1. 记忆能力

记忆是思维的基础。记忆的信息越丰富，儿童在思维中的思路就越广泛。幼儿期记忆的发展表现在记忆容量随年龄增长而增加，3岁儿童的记忆容量是3个记忆单位左右，6岁儿童即可达到6个单位左右。此外，幼儿的记忆还具有以下特点：无意识记为主，机械识记为主，有意识记开始发展；婴儿头脑中的形象记忆占大多数，而通过词语进行记忆的能力逐渐发展。儿童记忆水平的高低，部分地反映了儿童的智力水平。

2. 思维能力

思维过程是一种更高级的认知过程，使我们可以透过现象看本质。分析、综合、比较、抽象、概括是思维的基本过程。儿童思维能力的成长经历了三个阶段：直观动作思维、具体形象思维和抽象逻辑思维。这三个发展阶段中，幼儿分别是依赖外在的直接操作、具体的形象以及词语等抽象符号来解决问题的。其中具体形象思维是幼儿时期思维的基本特点，它的发展关系到进一步抽象逻辑思维的发展。

3. 自控能力

自我控制属于自我意识的重要组成部分，是在没有外部限制的情况下克服困难、排除干扰，采取某种方式控制自己的心理和行为，从而保证目标实现的能力。自控能力是儿童顺利入学的基本保证。具有良好自控能力的儿童能够易于接受老师管教和遵守规则等，这些都是学校生活对幼儿的基本要求。有研究表明，自我控制能力强的幼儿，其后期的学业成绩更优秀、人际交往更顺利、生活更自信、更有目标感。因此，培养自控能力是幼儿时期的基本任务。

4. 个性初步形成

个性也称为人格，指的是构成一个人的思想、情感及行为的特有模式。这个独特模式包含了一个人区别于他人的稳定而统一的心理品质。正如"世界上没有两片相同的叶子"，个性使"世界上没有两个完全相同的人"。儿童的个性形成是在社会环境中实现的，幼儿园作为幼儿的重要社会环境，对其个性形成具有很大的作用。幼儿园是个小社会，幼儿作为这个小社会的成员，他们与老师和同伴在交往中的各种经验，是个性形成的基础。其中同伴为儿童提供了从别的途径学不到的经验，因为同伴之间是在平等的基础上相互交往，他们必须在维持交谈、合作、设定游戏目标上承担更大的责任。在与同伴交往时，儿童间形成了友谊，这些对幼儿个性形成具有潜在影响。

对他人和自己的认识是幼儿期集体活动的必然结果，集体活动有助于幼儿的自我认知。随着自我意识的逐渐增强、交流能力的提高，儿童能较深刻地理解别人的想法和感受，与同伴的交往技能也迅速提高。在幼儿之间的相互交往中，他们互相观察，通过观察对方的行为及其受到的待遇，学习利他行为，并学会回避恶意行为。

5.假装游戏的黄金时期

幼儿期是假装游戏的黄金时期，这个时期幼儿的假装游戏能力发展得非常好。例如，儿童经常爱玩的"过家家"就是假装游戏。假装游戏对幼儿的发展具有非常重要的作用，他们通过假装游戏模仿、学习各种社会角色，学习社会交往技能。假装游戏为幼儿提供了一个自由发挥、自主操纵的机会，假装游戏的主题、角色、情节也十分多样化与新颖。由于假装游戏是幼儿通过想象、创造性地模仿现实生活的活动，父母、老师、邻居等儿童周围经常接触的人群都可能成为他们模仿的对象，所以它为孩子提供了模仿、再现人与人之间关系的机会，为他们培养良好的社会交往能力打下基础。

（三）学龄期（7～12岁）

1.发展任务是学习文化知识，提高自控能力，形成集体意识

儿童入学后，学习成为主导活动。通过学校的文化知识学习，儿童发展了阅读、书写和计算等技能，掌握了书面语言，思维向抽象逻辑思维过渡。儿童对行为的自控能力进一步提高，自我意识进一步增强。家庭及学校班级中的集体活动和人际交往，促进了儿童义务感和责任感的发展。儿童逐渐理解各种社会规范和道德准则，并把这些规范和准则从外部的社会要求逐渐转变为内部的道德要求。

2.自我概念中出现个性特质和社会比较

随着认知能力的发展和社会交往的拓展，儿童对自我理解发生了一些转变，自我描述也从对外在特征的描述（如我个子很高，我很帅），逐渐向内在特征的描述（如我很善良，我热爱集体）转变。首先，儿童能用心理特征来描述自己；其次，他们开始将自己的特点与同伴的特点进行比较；第三，他们开始思考自身优点和缺点。这些关于自我的思维方式对儿童的自尊发展有重

要的影响。

教师的喜欢程度、同伴关系、学习成绩、兴趣爱好对儿童自我意识有重要的影响。受到教师喜欢、与同伴关系好、学习成绩好的学生自我意识水平较高。不同的兴趣爱好对儿童自我意识的影响也不同，爱好阅读、写作的儿童自我意识水平较高，因为通过广泛的阅读，儿童有较多的思考和比较，所以自我控制能力和自我调节能力较强。

3. 自七八岁起儿童的自尊开始分化发展，并逐渐和现实水平一致

自尊是指对自己做出价值判断，并由这种判断引起的情感体验。小学生主要是根据在教室的学习、与伙伴的交往和参加体育运动等活动中的表现来对自己的能力进行评价。从 7 岁或 8 岁开始，儿童的自尊逐渐分化为学业成就自尊、社会交往自尊和身体自尊。随年龄增长，三种自尊又进一步分化，如学业成就自尊分化为不同学科的学业成就自尊，社会交往自尊分化为伙伴关系自尊、师生关系自尊和家庭关系自尊，身体自尊分化为运动能力自尊和外貌、长相自尊，总体形成一个关于自尊的层级结构。由于儿童开始将自己的特点与同伴的特点进行社会比较，并通过与他人的关系判断自己的容貌、能力和行为，因此，儿童的自尊会根据这些反馈调试到更加现实的水平。

4. 儿童期的亲子关系从单向服从逐渐向平等合作转变

儿童期亲子关系的特点是，从幼儿期父母对儿童行为的单方面控制和调节，逐渐转变为父母与儿童对其行为的共同调节，这是父母监督教育的过渡形式。家长尊重孩子的自主性，允许孩子自己做出决定，但同时监督指导孩子。共同调节能帮助儿童独立性发展，并为儿童在青少年时期能独立地做出重要决定做好准备。

5. 儿童的同班关系主要是班集体中同学之间的交往

小学生的友谊关系从幼儿的游戏伙伴关系、小伙伴之间的物质交往转变

为以学习活动为主的同学之间的交往。学习上、生活上互相关心、互相帮助成为这一时期友谊关系的特点。同伴的互动变得更加具有社会特征。期末考试之后，儿童会自发组织结成同伴团体出行。

6. 规则性游戏为主导

儿童期的孩子仍然喜欢游戏，但是他们的游戏在不断地发展与进化。这个时候的儿童会花更多时间和同伴在一起，和家长在一起的时间则有所减少，社交在这个时期尤为重要。男孩和女孩会和同性别的儿童玩耍，而不同性别儿童之间的游戏类型也有所不同，他们的游戏存在很多相似的地方，最为突出的是他们在游戏中发展出日益复杂的规则。同时，很多新的游戏行为开始出现，例如收集与交换物品，而其他类型的游戏（扮演与假装）也仍然在发展中。在这个过程中，控制感应运而生，儿童开始希望自己能在所从事的活动中表现优异，在游戏中也是这样。

（四）青春期（13~18岁）

1. 少年期的心理矛盾与冲突较为激烈

少年期在我国一般对应初中生，也是青春期的开始阶段。这个阶段是个体生理发展显著加速的阶段，身体的各个方面都迅速发育并逐渐达到成熟，但心理的发展却远跟不上生理的发展，因此身心发展出现矛盾，面临心理危机。少年期心理发展的困惑与矛盾包括：成熟感与幼稚性的矛盾；独立性与依赖性的矛盾；个人评价的理想化与自身实际的矛盾；闭锁性与开放性的矛盾。

2. 少年期是"心理断乳期"

"心理断乳期"是个体从幼稚走向成熟的转折时期。从总体上讲，"心理断乳期"的各种心理现象，反映了少年期孩子心理上的进步。从心理上依附于父母到出现独立意向，这是重大的变化。父母要珍视子女的这一时期，不能把它看成是对自己的挑衅，应正确看待这一时期，采取欢迎的态度。

3. 少年期是人生的"第二反抗期"

人生"第一反抗期"指的是婴幼儿2~3岁期间，由于自由活动能力大大增强，各方面知识不断增多，因而表现出独立的愿望，虽然能力不强也要自己动手自己干，变得不太听话。有些心理学家称少年期为人生的"第二反抗期"，这是从少年渴望摆脱对成人心理上的依赖、追求独立的意义上说的，表现为自我意识的增强和独立意识变得强烈。

4. 少年期出现"假想观众"

进入青春期以后，由于生理上的各种急剧变化，少年们的内心世界越发丰富，思维能力也进一步增强，开始更多地思考"我是个什么样的人""我的特征是什么""我喜欢什么"等有关自我的问题。他们常常认为自己是周围关注的焦点，出现"假想观众"，总是尽量避免出现各种尴尬。他们觉得每个人都在关注他们的言行，有时老师的一句轻微批评，对于他们来说可能是非常严重的话语。

5. 少年期的亲子关系表现为观念、情感和行为的疏离

少年期孩子与父母关系的变化表现在下列三个方面。

①观念上的疏离。少年们在任何事情上都强调自己的主张和意见，不愿意接受父母的观念和规范。

②情感上的疏离。少年们在情感上更依赖于同龄朋友，与父母的感情不如以前那样亲密了。

③行为上的疏离。在行为上反对父母对他们进行干涉和控制。

6. 网络游戏或电子游戏占据主导地位

由于认知能力和理解能力的增强，这个阶段的孩子基本不会再玩假装游戏。同时由于网络和各类电子产品的普及，出现了种类繁多、特点各异的网络游戏或电子游戏。网络游戏或电子游戏能够给具有假设—演绎推理这样复杂认

知能力的少年带来强烈的愉悦感。因此，这类游戏在他们的游戏生活中占据了很大的比重。

二、自我控制能力的早期培养要点

（一）神经系统和大脑——自我控制能力发展的基础

所有的心理现象同时也是生物现象。不用身体进行思考、感受或行动就如同跑步不用腿一样，都是不可能的。我们体验到的所有情绪、做的任何运动，以及进行的所有思维，都是由同一个复杂的网络即神经系统负责的。

1. 神经系统的构成

神经系统由大脑和贯穿全身的神经组成。我们身体的神经信息系统的构成由简单到复杂。构成这个系统的单元是神经元，或称神经细胞。神经元是神经系统的基本细胞单位。和身体中所有的细胞一样，神经元有一个包含着细胞核的细胞体，但与其他细胞不同的是，神经元具有特殊的能力：能通过一端叫作树突的纤维与其他细胞相联系。树突接受来自其他细胞的信息。在另一端，神经元有一段长长的伸展部分称为轴突，它是神经元负责给其他神经元传输信息的一部分。神经元之间并没有实际接触，而是存在着微小的间隙，称为突触。神经元通过化学信使——神经递质——穿过突触的方式来传递信息。神经元具有许多不同的类型，但是却有相同的结构。每个神经元由细胞体和分支纤维构成。浓密的树突纤维接收信息，并沿着轴突传递到其他的神经元、肌肉或腺体。

2. 胎儿的神经系统发育

当生活在母体的子宫时，胎儿的身体以爆炸性速度形成神经细胞——约每分钟125万个。生长中的大脑皮层实际上会生成数量过多的神经元，在第

28周时，神经元数量达到峰值，然后减少，到出生时稳定在230亿左右。出生时婴儿就已经拥有一个成熟个体所应该拥有的大部分脑细胞。但实际上，婴儿出生时所拥有的神经元数目远远多于所需要的数量。同时，在婴儿期的前两年中所形成的几十亿个突触远远超出所需要的数量。为了增强相应的能力，大脑会修剪多余的神经元。随着婴儿在世界上经验的增加，那些没有与其他神经元相互联结的神经元就会变得多余，最终便会逐渐消失。这种修剪的结果使已有的神经元之间建立起更加完善的交流网络，使神经系统的运作效率更高。

3.婴幼儿神经系统的发育

除了对神经元的数量进行修剪，神经元的体积在婴儿出生后也会继续增加。神经元的轴突会覆盖上一层髓鞘。髓鞘是一种脂肪般的物质，类似于电线外面包裹着的绝缘材料，可以给神经元提供保护功能，并加快神经冲动的传递速度。因此，即使失去了许多神经元，剩余神经元的体积不断增大，复杂性不断增强也促成了大脑的惊人发展。在婴儿生命中的头两年里，大脑重量增长了三倍；两岁儿童的大脑甚至能达到成人脑重和体积的四分之三。

例如，3到4个月的婴儿，他们大脑皮层中与听觉和视觉能力有关的区域（成为听觉皮层和视觉皮层），突触和髓鞘的形成经历了爆发式的成长。这一成长与听觉和视觉技能的快速进步相对应。类似的，与身体运动有关的大脑皮层区域迅速成长，从而动作技能得以进步。

随着婴儿肌肉和神经系统的成熟发育，他们会表现出更多的复杂技能。婴儿先会翻身，然后才能不靠支撑自己坐立起来，通常先会用四肢爬行，然后才学会走路。这些行为反应不是模仿，而是神经系统成熟的表现。这之前，经验的影响作用非常有限。其他身体技能也同样如此，包括对肠和膀胱的控制。在相应的肌肉和神经系统发育成熟之前，恳求、折磨或惩罚都不会令孩子成功地养成如厕习惯。

延伸阅读

睡眠对神经发育重要

皮质抑制技能的发展是大脑皮质技能发展的重要标志之一。它既可使反射活动更精确、更完善，又可使脑细胞受到必要的保护，因而是儿童认识外界事物和调节、控制自身行为的生理前提。

3岁以前儿童的内抑制发展很慢，约从4岁起，由于神经系统结构的发展，内抑制开始蓬勃发展起来，皮质对皮下的控制和调节作用逐渐加强。与此同时，幼儿的兴奋过程也比以前增多，表现在儿童的睡眠时间逐渐减少，清醒时间相对延长。新生儿每日睡眠时间达20小时以上，1岁儿童需要14~15小时，3岁儿童需要12~13小时，5~7岁只需11~12小时。

尽管幼儿的兴奋和抑制机能都在不断增强，但是相比之下，抑制机能还是较弱。因此，对幼儿过高的抑制要求，如要求幼儿长时间保持一种姿势或集中注意于单调乏味的课业，往往会引起他们高级神经活动的紊乱。

总结起来，3~6岁期间，脑神经网络在额叶区发展最快，额叶能够帮助儿童制定合理的计划。这也解释了为何学龄前儿童控制注意力和行为的能力在此阶段会快速发展。

（二）心理代谢——自我控制良性循环的关键

机体生理功能的正常运转离不开生理代谢，生理代谢的过程中，个体将营养摄入到体内，通过复杂的分解与合成机制，将营养转换为重要的机体结构与生理功能，同时转换过程产生的废弃物则会排出体外，上述过程都是通过机体能量的消耗来维持。如果利用生理代谢的视角阐释心理发展过程，则形成了心理代谢理论。在这个意义上，心理代谢的实质是个体消耗能量，将信息分解、合成并转换为心理要素的过程。

如果食物中的基本营养素是个体生理代谢的原料，那么成长环境中的各种信息则是心理代谢的原料，个体心理成长便是不断吸收与转化外界信息的过程。个体经历的所有活动，最终均会以信息的形式通过感知觉渠道进入心理代谢过程。与物理世界中的信息概念不同，心理代谢中的信息是指经过个体心理加工与阐释后的信息，能够对个体心理世界产生影响。譬如，对于婴幼儿来说，母亲在养育过程中的任何活动（爱抚动作，说话，甚至一个眼神）经过婴幼儿的心理加工与阐释，均可以成为信息进入婴幼儿的心理代谢过程中，从而成为个体发展的重要原料。但是，如果是在婴幼儿意识范围之外的母婴互动，由于没有经过个体的心理加工与阐释，虽然可以作为物理世界的信息，但是不会对心理产生影响，最终无法成为对个体成长产生影响的原料。

个体获取信息的活动领域被称为信息来源，在儿童与青少年的心理发展中，信息来源通常包括亲子交流、在校学习、同伴朋友、竞争活动、互联网、体育运动、文艺活动等。

1.亲子交流，是建立安全感和信任感的基本

亲子交流是个体成长中最基础与重要的信息来源，父亲与母亲在亲子互动中的言语与非言语信息，将成为儿童认识与解读世界的重要材料，决定了个体基本安全感与信任感的水平。

2.园校学习，是社会交往的开始

走出家庭进入幼儿园，对幼儿来说，换了一个新环境，接触幼儿园老师、小朋友，看到幼儿园的新环境，园设、玩具、餐桌、幼儿床等等。这些新的信息给幼儿学习社会交往，起到了启蒙作用。

对于达到学龄期的儿童来讲，学校则成为更为重要的信息来源，这里不仅有理性知识的传授，还有应对复杂外部世界的最初认识与构建，从而形成对社会交往的感性认知。

3. 同伴朋友，是建立合作意识的基础

同伴朋友作为个体归属感的重要信息来源，是儿童和青少年获取基本社交技能与合作意识的活动领域。个体早年的同伴社交经历，塑造了孩子对人际关系的基本认识，继而对其终生社会沟通与互动产生长远影响。

4. 竞争增强自信心

竞争是个体或群体间力图胜过或压倒对方的心理需要和行为活动。个体通过竞争带来的社会比较，得到了自己第一次在人际互动领域的基本定位，从而获取成长必需的自信心与效能感。

5. 互联网已经成为重要信息来源

互联网已经成为信息时代最为便利与丰富的信息来源。对于信息时代的儿童来说，一出生就面临着一个无所不在的网络世界。网络就是他们生活的一部分，数字化生存是他们从小就开始的生存方式，他们更习惯于屏幕阅读。互联网作为"数字原住民"一代的主要活动领域，提供的信息鱼龙混杂，可能同时对个体的身心发展产生有益与有害的影响。

6. 文体活动是身心发展的食粮

文体活动是对身体与脑力的双重刺激与锻炼，在身心发展一体化的视角下，个体的发展离不开体育与文艺活动，然而值得一提的是，与在丰富文体活动环境下成长起来的"70后""80后"群体相比，"千禧一代"与"数字原住民"的文体活动这一信息来源在生活中比重逐渐降低。由于面对屏幕时间的几何增长，课业压力的逐年提升，这些都极大挤占了文体活动的存在空间，应引起广大心理与教育工作者的重视。

上述信息来源分别对个体不同心理要素与能力的形成有着重要作用，结合前面对神经系统以及心理代谢的了解，在自我控制能力的早期培养中，一定要注意信息来源的特点是：多路径、多形式、均衡和高能。如果儿童在成长过程中信息来源过分单一，则会导致其五感不全，从而出现心理营养不全的现象。

这种信息代谢上出现的问题，极易导致日后的自我控制失败。所以在儿童的成长过程中，家长应该保证各种信息来源的均衡与完整。

（三）自我控制能力的早期培养

幼儿期是自我控制能力发展的关键期，只有抓住这一时机，采取合理有效的方式进行培养，才能促进幼儿自我控制能力的发展，更好地实现个性化和社会化。在幼儿自我控制能力的早期培养中，运动和游戏是两种绝佳的方式。

1. 运动

生命在于运动。

——伏尔泰

大脑皮层是调节人体生理活动的最高级中枢，它表面分布的各种生命活动功能区，比较重要的有：躯体运动中枢、感觉中枢、语言中枢、视觉中枢、听觉中枢。大脑各个重要的中枢都与运动有密切关系。因此，运动对于幼儿的发展来说是非常重要的。

小脑是运动的控制中心，同时又与情绪的控制中心相联系，因此身体运动能够促使幼儿产生积极的情绪体验。

除此之外，运动能够促进脑部发育。运动心理学的有关研究表明，运动能够促进幼儿智力水平，甚至创造力的发展。有关儿童运动发展模式的研究表明："学前期是运动能力发展的关键期，运动发展与游戏发展之间存在阶段一致性的对应关系。"幼儿阶段是儿童身体发育和机能发展极为迅速的时期，玩耍、经验和参加不同体育活动的机会缺乏会延缓幼儿正常发展的过程。

2. 游戏

游戏是生命的主要元素。

——罗杰斯与萨伊尔

游戏是幼儿最喜欢的一种活动方式，它能唤起幼儿强烈的兴趣和内在动机，幼儿在游戏中表现的是"我要玩"，而不是"要我玩"，它能满足幼儿身心发展的各种需求，如身体活动的需求、探究的需求、交往和表达的需求。在游戏中，幼儿通过自由地选择自己的玩具，做自己喜欢的动作，扮演自己喜欢的角色，与喜欢的同伴合作等来满足自己内心的多种需求，从而可以促使认知、情感以及社会性的发展。同时，在游戏中幼儿的情绪表现总是正向的、积极的。情绪是认知的起点，游戏活动中幼儿的情绪处于最佳状态，这种积极的情绪在儿童认知活动中也发挥着重要的功能。

培养幼儿自我控制能力的游戏可以考虑从以下几个方面进行：

（1）**操作性游戏**

利用游戏材料训练幼儿的小肌肉，以控制小肌肉活动的速度与准确度。

（2）**娱乐性游戏**

突出情绪体验，有情节、角色、音乐伴奏，使幼儿在遵守规则过程中学会控制自身表情及情绪、情感。

（3）**运动性游戏**

以大肌肉活动为主，幼儿在走、跑、跳等基本动作中需要按照一定的情节要求及竞赛规则进行，以培养对身体及运动的控制能力。

（4）**智力游戏**

以棋类、智力竞赛的形式进行，训练幼儿遵守规则及抵抗诱惑和干扰的能力。

国内学者研究表明，这四种游戏对提高幼儿的自我控制水平效果显著。

三、儿童成长评估与网络使用量表

遇到儿童出现网络使用的相关问题时，往往要从较为全面的角度来了解孩子，这就需要进行相关的心理行为评估。在这一部分中，我们列举了一些心理领域中经常使用的与网络使用问题相关的儿童成长评估量表。

（一）自我控制量表

1. 儿童自我控制双系统量表

儿童自我控制双系统量表是中国科学院心理研究所王利刚等人在综合前人对自我控制双系统的界定后，参考Dvorak等在自我控制研究中心评估自我控制特质和冲动特质采用的分量表编制而成的。本量表包括冲动系统和控制系统两个分量表。其中，冲动系统分量表包括3个因子：冲动性、易分心、低延迟满足；控制系统分量表包括2个因子：计划性、坚持性2个因子。量表共有23个题目，每个题目采用5级评分。此量表由儿童的抚养人完成，适合3~9岁儿童。

例：

① 做作业或者做事的过程中，常需要提醒。

② 兴趣总是在变化。

③ 当遇到问题时，会想尽各种方法来处理。

④ 常提前制定计划。

⑤ 常想到什么就去做什么，从不考虑后果。

2. 青少年自我控制双系统量表

青少年自我控制双系统量表是中国科学院心理研究所谢东杰等人在综合前人对自我控制双系统的界定后，参考Dvorak等在自我控制研究中心评估自我控制特质和冲动特质采用的分量表编制而成的。本量表包括冲动系统和控制系统两个分量表。其中，冲动系统分量表包括3个因子：冲动性、易分心、低延迟满足；控制系统分量表包括2个因子：问题解决、未来时间观。量表共有21个题目，每个题目采用5级评分。此量表由青少年自己完成，适合四年级以上孩子。

例：

① 我说话不经思考。

② 我常觉得无法完成我的任务。

③ 我不能为以后买东西而存钱。

④ 我会想尽各种方法来处理此事。

⑤ 我认为我们应该在早晨做好一天的计划。

（二）自我发展量表

1. 自尊调查表

自尊调查表（The Self-esteem Inventory，简称SEI）由 Cooper 于1959年编制，适用于在校学习的儿童。此调查表包括5个分量表：一般自我、社会自我、家庭自我、学校自我、测谎，共58个题目。每一题目都以第一人称的口气叙述一种情况，要求受试者以"像我"或"不像我"来回答每一题目。

例：

① 我花很多时间做白日梦。

② 我对自己很有把握。

③ 我常希望自己是其他什么人。

④ 我容易喜欢上什么。

⑤ 我和我父母在一起时，开心事很多。

2. 气质量表

气质量表由陈会昌于1984年编制，用于测定气质类型。该量表含60个题目，分为四种气质特点：多血质、胆汁质、黏液质、抑郁质。每个题目采用

5级评分，要求受试者根据自己的实际情况做出评定。

例：

① 遇到可气的事就怒气冲天，想把心里话全说出来。

② 到一个新环境很快就能适应。

③ 做事力求稳妥，不做无把握的事。

④ 讨厌那些强烈的刺激，如尖叫、噪音和危险镜头等。

⑤ 和别人争吵时爱先发制人，喜欢挑衅。

3. 中国儿童气质量表系列

中国儿童气质量表系列由姚凯南于1997年编制完成，该系列包含4个年龄段，分别是：中国4~8个月婴儿气质量表、中国1~3岁幼儿气质量表、中国3~7岁学龄前儿童气质量表、中国8~12岁学龄儿童气质量表。各量表由数个反映儿童日常生活行为的项目组成，每个项目的评分是根据该项目内容出现的频率，按"几乎从不，极少发生，不常见，常见，很常见，几乎总是"六个等级进行评分，以1、2、3、4、5、6分表示。各量表均包括九个维度，即活动水平、节律性、趋避性、适应性、反应强度、心静特点、持久性、注意分散、反应阈。每个气质维度由8~12个题目组成。根据九个气质维度的得分，划分出五种气质类型：平易型、麻烦型、发动缓慢型、中间偏平易型、中间偏麻烦型。量表由儿童的抚养人填写。

（1）中国4~8个月婴儿气质量表

例：

① 孩子几乎每天吃同样数量的固体食物（25g以内）。

② 孩子醒来或入睡时有些烦躁（皱眉、哭）。

③ 玩一个玩具不会超过1分钟，然后会寻找另一个玩具或做其他活动。

④ 能很快接受喂养人姿势或喂养地方的任何变化。

⑤ 被剪指甲时，孩子不反对。

（2）中国1~3岁幼儿气质量表

例：

① 每个晚上孩子约在同一时间入睡（相差半小时以内）。

② 在应保持安静的活动中，孩子坐立不安（如讲故事，看娃娃书）。

③ 不管对事物喜欢还是不喜欢，孩子都能安静地进食。

④ 首次来到陌生的环境，孩子表现愉快（微笑、笑）。

⑤ 初次看病时，孩子就能与医生合作。

（3）中国3~7岁学龄前儿童气质量表

例：

① 受到批评或处罚后，孩子的心情有几分钟的波动。

② 从事一项他所热衷的活动时，孩子似乎听不到其他声音。

③ 可以用好话哄劝孩子不去干某种被禁止的活动。

④ 孩子在同父母散步时跑在前面。

⑤ 孩子一躺倒床上就能很快入睡。

（4）中国8~12岁学龄儿童气质量表

例：

① 跑着到他想去的地方。

② 对初次见面的同桌同学持回避态度（保持一定距离，不交谈）。

③ 受到表扬后容易激动（发笑、鼓掌、呼喊）。

④ 当父母要他做事情时，皱眉或抱怨。

⑤ 注意光线的微小变化（影子的变化、开灯等）。

（三）情绪与行为问题量表

1. 儿童孤独量表

儿童孤独量表（Children's Loneliness Scale）由 Asher，Hymel 和 Renshaw 于1984年编制，用于评定儿童的孤独感和社会不满程度。量表包括24个题目，每个题目采用5级评分，适用于3~6年级儿童。

例：

① 在学校里交新朋友对我很容易。

② 我喜欢阅读。

③ 我常常锻炼身体。

④ 没有人跟我一块玩。

⑤ 我觉得在有些活动中，我受到冷落。

2. 抑郁量表

简版抑郁量表，包括20个题目，每个题目采用4级评分。适用于初一到高三学生。

例：

① 我因一些小事而烦恼。

② 我在做事时很难集中精力。

③ 我感到情绪低落。

④ 我觉得做任何事都很费劲。

⑤ 我对未来充满希望。

3. 焦虑量表

斯皮尔伯格的状态焦虑量表，主要用于评定即刻的或最近某一特定时间或情景的恐惧、紧张、忧虑和神经质的体验或感受。该量表包含20个题目，每个题目采用4级评分。可用于在校学生的焦虑问题。

例：

① 我感到平静。

② 我感到安全。

③ 我神经紧张。

④ 我感到疲乏。

⑤ 我感到轻松自在。

4. 行为量表

儿童行为量表（Child Behavior Checklist，简称CBCL）由Achenbach等人编制，用于测查6~16岁儿童的社会能力和行为问题，由家长根据孩子半年内的表现填写。如孩子年龄在10岁以上，可以自己填写。

例：

① 我对特定的食物或药物过敏。

② 我有原因不明的身体疼痛。

③ 我感到头晕。

④ 我有原因不明的恶心。

⑤ 我做噩梦。

5. 网络成瘾量表

网络成瘾量表是由美国匹兹堡大学Young参照《美国精神疾病分类与诊断手册》，并结合对网络成瘾的实际研究编制而成。该量表由8个题目组成，对其中的5个题目做出肯定回答即可做出网络成瘾的判断。

例：

① 网络使用成为生活的中心。

② 需要增加网络的使用。

③ 不能成功减少、控制、停止网络的使用。

④ 停止或减少网络使用会导致无聊、抑郁、气愤。

⑤ 在线时间超过预期计划。

（四）心理健康与适应量表

1. 心理韧性量表

韧性量表用于测量有利于促进个体适应逆境的积极心理品质。量表包括坚韧、自强和乐观三个因素，包含25个题目，每个题目采用5级评分。

例：

① 当发生变化时，我能够适应。

② 当我面对压力时，我至少拥有一个亲近而且安全的关系可以帮助我。

③ 当我的问题无法清楚地获得解决时，有时命运或神能够帮助我。

④ 不管我的人生路途中发生任何事情，我都能处理。

⑤ 过去的成功让我有信心去面对新的挑战和困难。

2. 心理健康量表

中学生心理健康量表由著名心理学家王极盛教授编制，用于测查中学生心理健康状况。量表由10个分量表组成，分别是：强迫症状、偏执、敌对、人际关系紧张与敏感、抑郁、焦虑、学习压力、适应不良、情绪不平衡、心理不平衡。本量表共60个题目，每个题目采用5级评分。由受试者就自己近来心理状态的真实情况进行自评，一次评定用时约20分钟。

例：

① 我不喜欢参加学校的课外活动。

② 我心情时好时坏。

③ 做作业必须反复检查。

④ 感到人们对我不友好，不喜欢我。

⑤ 我感到苦闷。

3. 社会适应量表

社会适应量表选自西南大学胡韬的硕士论文《流动少年儿童社会适应的发展特点及影响因素研究》。量表包含21个题目，每个题目采用5级评分，包括4个因子：学习自主、环境满意、活动参与和生活独立。其中，学习自主和环境满意构成学习与学校适应维度，活动参与和生活独立构成生活与活动适应。

例：

① 在学习上，我努力寻求好的学习方法。

② 我希望通过班级活动发展自己。

③ 如果离开父母，我相信我能自己照顾好自己。

④ 现在所在的班级很团结。

⑤ 我一般是按时完成作业的。

本章节所列量表工具有特定的使用目的与范畴，读者朋友可能会在某些场合见过相关量表并进行了自主评估，但自主评估的结果仅供参考，不可随意下定论。读者朋友若想了解本章节所列量表的具体使用情况，可以去正规心理服务机构或医院专科门诊进行咨询。

第五章　你才是孩子上网的桥梁

一、网络时代下的亲子关系

（一）先来理解一个重要概念：依恋

依恋是婴儿与主要抚养者（通常是母亲）之间的最初社会性联结，也是情感社会化的重要标志，通常表现为婴儿将其多种行为，如微笑、咿呀学语、哭叫、注视、依偎、追踪、拥抱等都指向母亲。依恋是对特定人持久的感情联系，从婴儿的角度看，这与安全的需要有关。婴幼儿早期处于一种无助状态，生存的本能让他们寻找保护者。依恋是他们天生的行为，为的是引起关注，并使一个依恋对象留在身边，在不安全的情境下被保护。

心理学家哈洛做了著名的恒河猴实验，他把刚出生的小恒河猴和母猴分开，并且分别用铁丝和绒布做了两个不同的代理"母猴"。结果发现，尽管把奶瓶放在铁丝母猴身上，幼猴在喝完奶之后还是会选择第一时间依偎在绒布母猴身上。每当幼猴发现自己正面对一些害怕的事物时，它们便很快跑向绒布母猴，趴在它们怀里并抱住它，慢慢地安静下来。可见，幼猴除了基本的饥饿、干渴等生理需求外，它们还有心理需求，这种心理需求便是依恋。

依恋感建立后，幼儿会感到无后顾之忧，更加自由地去探索周围的新鲜事物，愿意与别人相互接近，从而对今后的认知发展和社会适应产生良好影响。随着年龄的增长，这种依恋逐步发展成一种安全型依恋。安全型依恋的婴幼儿感觉到父母是爱自己的，父母是值得相信的，这不仅给婴幼儿带来满足感和愉悦感，更重要的是有助于婴幼儿建立对他人的信任和自我信任感。安全型依恋的儿童在人际关系中开朗活泼，有自信和自尊，懂得爱别人，没有暴力倾向，善良和宽容，知道自我的边界。他们能正确解读父母教育自己的信息，对于家长的打骂，孩子不会记恨父母，一般也不会让父母太伤心。安全型依恋不仅促进幼儿智力的发育，而且还能较容易地在成年后产生自信心和对别人的信赖，建立良好人际关系。

（二）依恋的发展过程

根据心理学家鲍尔比和安斯沃思等人的研究，依恋的发展过程可分为以下四个阶段：

第一阶段：无差别的社会反应阶段（从出生到3个月）

这个时期婴儿对人反应的最大特点是不加区分、无差别的反应。婴儿对所有人的反应几乎都是一样的，同时，所有的人对婴儿的影响也是一样的。此时的婴儿还没有对任何人（包括母亲）的偏爱。

第二阶段：有差别的社会反应阶段（3~6个月）

这时婴儿对人的反应有了区别，对母亲更为偏爱，对母亲和他所熟悉的人与陌生人的反应是不同的。这时的婴儿在母亲面前表现出更多的亲近反应如微笑、依偎，而在其他熟悉的人如其他家庭成员面前，这些反应则要相对少一些，对陌生人这些反应就更少。但此时，婴儿还不怯生。

第三阶段：特殊的情感联结阶段（6个月~2岁）

从6个月到7个月起，婴儿对母亲的存在更加关切，特别愿意与母亲在一起。与母亲在一起时特别高兴，而当母亲离开时则哭喊，不让离开，别人还不能替代母亲等等，这一切显示婴儿对母亲出现了明显的依恋，形成了专门的情感联结。与此同时，婴儿对陌生人的态度变化很大，见到陌生人，大多不再微笑，而是紧张、恐惧甚至哭泣、大喊大叫。

第四阶段：目标调整的伙伴关系阶段（2岁以后）

2岁后，婴儿能认识并理解母亲的情感、需要、愿望，知道她爱自己，不会抛弃自己，并知道交往时应考虑她的需要和兴趣，据此调整自己的情绪和行为反应。这时，婴儿把母亲作为一个交往的伙伴，并认识到她有自己的需要和愿望，交往时双方都应考虑对方的需要，并适当调整自己的目标。这时与母亲空间上的邻近性逐渐变得不那么重要。

（三）依恋类型

1. 安全型

母亲在，孩子就很自在，他们能独立地探索环境，时不时回来找母亲磨叽一下。当母亲离开时，孩子表现得有点心烦，但是母亲回来后就马上回到母亲身边并寻求接触。在北美的大样本测量中，约三分之二的孩子属于这个类型。

2. 回避型

这类孩子不寻求接近母亲，母亲离开后也没什么难过的表现，母亲回来了也比较冷淡。这个类型的比例为20%。

3. 矛盾型

这类孩子对母亲的情感状态是一种既积极又消极的混合反应。到了新环境中，儿童紧紧挨着母亲，几乎不去探索新环境。当母亲真的离开时，他们会表现出巨大的哀伤或愤怒。然而一旦母亲回来，他们一方面要跟母亲接近：要和母亲有身体接触。另一方面却又选择了带有负面情绪的身体接触方法：他们对母亲又踢又打，往往还伴随着愤怒的表情或者哭喊。这一类型的孩子占10%~15%。

4. 混乱型

这类孩子的表现不可预估，时而平静时而愤怒。一般认为这样的孩子其实是最没有亲密关系安全感的孩子。他们占比5% ~ 10%。

📖 **延伸阅读**

安全的依恋关系取决于抚养者的行为

婴幼儿能不能顺利建立安全型依恋关系取决于抚养者（主要是母亲）的行为。依恋并不仅仅是抚养者满足婴幼儿的需要（包括食物、水、温暖和舒适环境、解除痛苦等），婴幼儿与抚养者在一起的时间多少也不能单纯决定婴儿依恋的性质。依恋是在婴幼儿与抚养者的相互交往和感情交流中逐渐形成的。在这一社会性交往过程中，抚养者对婴幼儿所发出的信号的敏感性和其对婴幼儿是否关心是最重要的两方面。这两方面都来自于家长和孩子朝夕相伴、共同生活的过程。

（四）良好亲子关系的基石——共同生活

家长与孩子的共同生活是良好亲子关系建立的基础。然而，在当前时代下，这一基础面临着以下一些威胁：

1.陪伴时间少——无法建立良好的依恋关系

父母都是双职工家庭，孩子常留给上一辈或者保姆照顾，父母没有多少时间陪伴孩子。父母忙生意、忙工作、忙生活，有时会忽略孩子的成长，这种物理上的疏离往往会导致心理上的疏离，直接导致孩子与父母无法建立良好的依恋关系。这时网络便会成为孩子摆脱孤独的途径之一。在家庭中感觉被忽略的孩子，更容易沉迷于网络。中国互联网络信息中心的调查数据显示，40.9%沉迷网络中小学生的父母从不和孩子一起玩游戏，39.1%的从不和孩子一起使用电脑或者上网，27.1%的从不和孩子一起运动健身，18.5%的从不和孩子一起谈论感兴趣的事情。而非沉迷学生家庭里，上述几项的比例均较之低10%左右。

2. 陪伴质量差——不能满足孩子的渴望和需要

生活中很多父母忙于工作，在陪伴孩子时仍想着自己的事情，人在心不在，孩子仍然是一个人自言自语或者自己玩。此外，网络和手机的普遍使用，让一些家长成为"低头族"。在陪伴孩子时，这些家长常频繁使用手机，不能专心陪伴孩子。这样的陪伴尽管花费了大把时间，却不是孩子真心渴望和需要的。

3. 家庭关系不和谐——导致孩子对家庭没有归属感

现代社会中，夫妻关系、婆媳关系一直是热点话题，家庭环境和谐与否直接影响未成年人的成长。有调查发现，那些沉溺于网络的未成年人中有相当一部分的家庭关系不和睦，缺乏家庭的温暖和关爱，导致孩子对家庭没有归属感，经常借助虚拟世界填补内心孤独。少年儿童是否沉迷于网络，和家庭教育方式有着密切关系。有调查数据显示，采取粗暴、溺爱或放任教育方式的家庭，中小学生沉迷于网络的比例较高。其中，家庭教育方式粗暴的，沉迷网络的比例为17.9%；家庭教育方式溺爱的，沉迷比例为11.5%；家庭教育方式放任的，沉迷比例为8.4%，这三种均超过了总体平均水平（6.8%），只有采取民主型教育方式的家庭里，中小学生沉迷比例低于总体水平，为4.9%。

4. 网络媒介对亲子关系的挑战

媒介使用的代际差异也对亲子关系增加了一些挑战。《媒介与儿童——2013中国城市儿童媒介素养状况调研报告》显示，儿童与父母间媒介使用行为接近，但二者对网络游戏的态度反差较大，易引发家庭矛盾。在家长与儿童的新媒介互动方面，有76.5%的父母加孩子为好友，56.1%的父母进过孩子的空间；大部分儿童都希望父母跟自己互动，有62.2%的儿童希望爸爸、妈妈加自己为好友，42.4%的儿童希望爸爸、妈妈关注自己的空间。但是在游戏方面，很多家长尤其是男孩的家长，担心孩子可能会上网成瘾，反对孩子玩游戏的家长占32.3%，由此引发了不少家庭矛盾。关于上网的知识，31.6%的孩子认为自己比父母懂得多。并且随着年龄的增长，认为自己比父母懂得多的儿童比例在上升，父母的"权威"地位受到挑战。

（五）网络时代，如何保障亲子关系

面对陪伴时间短、陪伴质量差的问题，这就要求家长能够做到高质量的陪伴。高质量陪伴是在和谐的气氛下建立与孩子积极互动的关系。跟孩子一起游戏时真心投入；跟孩子沟通时注意了解，满足孩子的心理需求；当孩子面对挫折时，给其必要帮助与支持；当孩子做选择时，帮他预计可能看到的结果，并尊重他的选择，引导他学习相应的经验等。

1. 家长亲自带孩子，陪孩子玩

首先，家长应该尽可能充分参与到孩子的成长过程中。白天的时候，可以让长辈或者保姆带着，而当下班回家后，家长一定是主要照料者：哄孩子，给他讲故事，至少要花一个小时陪他玩儿，让他感受到爸爸、妈妈白天是去上班，并不是不要自己。尤其一岁、两岁的时候，是建立这种安全型依恋关系的关键期，所以处理这种关系的时候一定要谨慎。

其次，做敏感的父母。敏感不是一个消极的词，是指要洞察孩子的各种需要。比如说孩子哭了，或者从幼儿园回来之后就闷闷不乐，这时候就应该去询问他，了解到底发生了什么情况。在与孩子一起游戏时，不要玩手机或者干自己的事情，而是专心和孩子一起玩耍，积极回应孩子，和孩子充分互动。此外，接触安慰能很好地缔造亲子依恋。家长给予孩子温暖的拥抱，实际上就是一种建立依恋关系的重要方式。

2. 夫妻恩爱，保障家庭和谐

面对家庭关系的问题时，就要求家长能够恰当处理。随着时代的发展，家庭事务的增多，家中的争执十分常见。但是家长应该让家庭成为孩子的安全港湾和安全基地，而不是战场。无论家庭矛盾能否解决，家长都要避免在孩子面前出现争吵，需要为孩子创造温馨的成长环境。这个环境的好坏不是表现在拥有大房子、高级家具和好衣好食上，而是在好的家庭精神、文化氛围上。父母的和谐恩爱是孩子成长的营养素，能给孩子带来精神支持。

3. 与时俱进，成为孩子的网络好友

面对媒介使用造成的代际差异问题，就要求家长跟紧时代，选择符合时代发展的教育方式。面对新媒介科技和新知识，大人和小孩要一起学习，甚至有时候大人要向小孩学习。在父母和老师的"权威"地位受到新媒介影响而日渐下降的今天，我们需要在家庭中构建新型的亲子关系，改变传统"知识传授"的教育模式。例如，家长要积极了解孩子感兴趣的内容，并且和孩子在网络上也建立联系，成为孩子的即时通讯软件好友，当前时代虽然家长和孩子存在一定程度上的物理疏离，但网络恰恰是能够拉近双方心理距离的重要途径之一，家长应该充分利用起来。

二、孩子是父母的镜子

（一）正是你自己，把孩子带入了网络

很多家长把孩子与网络相关的不良习惯都归结于互联网本身，然而事实上，家长往往是孩子走进网络的中间人，互联网会通过影响家长来影响孩子。

1. 坐月子期间就教孩子玩手机了

孩子刚出生时，他们并不知道手机、平板电脑是什么，因为父母总在一旁玩，所以好奇的孩子也想看看吸引父母的东西是什么。于是，他们便学着父母的样子在这里按一按、那里划一划，渐渐被里面的新奇画面所吸引。每当父母在玩电子产品时，孩子要玩的意愿往往也会更加强烈。据《2014年国民家庭关

系报告》显示，17.8%的父母在与孩子相处时常看手机，51.8%的父母偶尔会看手机，这两类加起来说明已近七成父母在与孩子相处时看手机，也可以这么说手机已经开始抢夺家庭亲子时间。这种情况下，孩子被动地接触了互联网和电子设备。

2. 父母的陪伴少，让孩子"亲网"

除此之外，孩子之所以沉迷电子设备和互联网，很大的原因是父母陪伴少，甚至父母主动给孩子提供"电子保姆"所致。很多家长为了省事，会直接将孩子托付给电子设备"照顾"，例如为了做自己的事情或者休息，让孩子独自在一旁看视频、玩电子设备。上文说到，亲子关系的基石在于共同生活，家长这种主动放任孩子和电子设备共同生活的行为，必然会导致孩子对家长的依赖减弱，而对电子设备的依赖增强，进而发展成手机成瘾或者网络游戏成瘾。

3. 网络让家长不断脱离孩子身边

互联网不但通过家长直接影响孩子的行为习惯，也会通过家长影响亲子关系，进而造成各种由不良亲子关系引发的问题。家长是孩子最早的玩伴和交流对象，然而手机和互联网却将家长不断脱离孩子身边。当孩子有沟通欲望的时候，父母只顾玩手机，孩子就会感觉自己被忽略了，甚至认为在父母眼中，自己没有手机重要。这严重影响了亲子关系。父母在陪伴孩子时玩手机其实是一种"冷暴力"，是对孩子感情上的冷漠。为了应对这种情况，孩子可能以哭闹、乱砸东西等方式引起父母的注意，也可能用玩手机、打游戏等方式来自娱自乐。长此以往，孩子便会出现沉迷网络、暴力、难以与他人交往等各种问题行为。

因此，在发现孩子出现问题行为后，不能将原因都归咎于手机，手机只是一个表面原因，如果不将深层原因解决，就算孩子没有手机成瘾，也会出现其他问题行为。

（二）网络成瘾的真正元凶：三缺失

在孩子问题行为的背后，是三大重要心理资源的缺失：缺父亲、缺同伴、缺游戏。

1. 缺父亲的陪伴

在竞争激烈的当代中国，大多数家庭中的父亲忙于工作，在职场上全力打拼，照顾家庭和教育孩子的重任落在了母亲一个人的肩上，致使父亲在孩子成长过程中的作用逐渐弱化，甚至渐渐淡出，出现了亲情关系向母性群体倾斜的现象。事实上，父亲对孩子的身心发展起着无可替代的作用。

（1）父亲陪伴有助于孩子的社会性发展

父亲陪伴有助于孩子的社会性发展。父亲是儿童最重要的游戏伙伴，也是儿童积极情感的满足者。父亲会更多地和孩子玩兴奋、刺激、变化多样的游戏，满足孩子对新异刺激的心理需求。此外，父母共同参与孩子的教养，也能使孩子更快学习人际沟通的技能，父亲制定规则与规定的能力也能让孩子更快学习沟通合作的技巧。

（2）父亲陪伴有助于孩子形成自我控制能力

父亲陪伴有助于孩子形成自我控制能力。由于父亲是孩子的重要规则制定者，所以没有父亲的家庭往往伴随着自控力较弱的孩子出现。相反，父亲参与教养则可以通过提高孩子自我控制能力，让他们长大后取得更好的成就。如果说母亲影响了孩子情感的话，父亲可以决定了孩子的成功，这就是父亲无可替代的原因。

（3）父亲陪伴减轻母亲的教养压力

父亲陪伴会影响母亲的教养方式。没有父亲参与教养的家庭，母亲的压力更大，也更容易出现焦虑情绪，进而容易导致孩子的身心发展受到影响。

📖 **延伸阅读**

缺失父亲陪伴的孩子心理障碍多

青少年的网络成瘾、情绪障碍等心理问题均和童年期家庭没有足够的父亲作用有关。有研究发现，不论是男生还是女生，父亲参与程度低的孩子比父亲参与程度高的孩子在小学低年级、青春期以及成年早期都会表现出更多的问题行为，而对于已经产生问题行为的青少年来说，高度的父亲参与能在一两年后显著减少其问题行为。此外，父亲参与很重要的一个方面是支持母亲教养孩子，因此父亲参与能够增强母亲在教养孩子过程中获得的支持感，并且夫妻和谐以及父母对孩子的共同关注也会为孩子的成长创造良好的环境，孩子出现问题行为的可能性也会明显减少。

快节奏的现代生活的确使父亲这个角色背负了各种各样的责任，父亲们总是忙应酬，忙事业，然而父亲对于孩子的成长有着特别的作用。父亲的一举一动、一言一行，都在向子女们无声地展示着父亲的力量。所以，要鼓励父亲多参与家庭教育，多与孩子交流，去了解孩子的内心世界。同时要给父亲提供更多的培训机会，帮助他们了解家庭教育的科学方法。

2.缺同伴的参与

一般来说儿童成长过程存在的关系有两种：一种是亲子关系，另一种是同伴关系。孩子刚出生时，家庭是其主要的生活空间，亲子关系是影响儿童社会发展最重要的因素。但随着儿童认知能力的发展，他们的活动范围慢慢地扩展到家庭之外，小伙伴就开始成为儿童接触外面世界的重要窗口。

（1）**同伴关系缺失影响儿童的社会性发展**

同伴关系在儿童的生活中是一个极其重要的因素。它不仅对儿童的社会价值观和社会能力有不可忽视的影响，对孩子们的认知和人格健康也有不可替代的作用。主要体现在以下几个方面：

第一，同伴关系可以满足儿童的心理需要。同伴关系会给孩子带来被爱和尊重的体验，产生安全感和归属感。当孩子遇到挫折时，同伴关系会成为孩子情感支持的重要来源。

第二，同伴关系有助于发展儿童的自我意识。同伴是一面镜子，可以为孩子提供重要的社会参考，进而帮助孩子认识自己。

第三，同伴关系有助于儿童认知能力和社会能力的发展。在孩子们一起操作玩具，一起交流的过程中，同伴关系可以帮助孩子锻炼换位思考、人际沟通的能力，并且有利于儿童形成平等的概念。

（2）同伴关系的缺失会导致儿童心理发展受损

同伴关系的缺失会导致儿童心理发展受损，孩子一旦缺乏同伴就会缺乏重要的情感支持，就会导致自我意识发展迟滞，导致孩子的各项认知能力和社会能力发展不足。此外，有研究表明，倘若没有良好的同伴关系，幼儿会为自己不被同伴接受而郁郁寡欢，也会为受到同伴拒绝而出现紧张不安的焦虑现象。这些都会导致孩子在认知、情感、行为上出现各种障碍的问题。

📖 延伸阅读

家长要创造条件增加孩子建立同伴关系的机会

随着现代社会的发展，邻里之间的交往减少，孩子与同龄人的交往机会也随之减少。因此家长需要采取一些措施来改善孩子同伴关系缺失的现状。例如，主动与邻里沟通或者带孩子去社区逛逛，增加孩子建立同伴关系的机会；引导孩子分享玩具来和同龄人进行同伴关系的建立；鼓励孩子去帮助他人来促进同伴关系的深入发展；为孩子提供丰富的游戏，使孩子感受到的同伴关系更有乐趣。

3.缺游戏的乐趣

这里所指的是传统意义上的游戏，包括角色游戏（例如过家家）、建筑性游戏（例如搭积木）、动作游戏（例如丢手绢）等。

（1）游戏是儿童的天性

游戏的主要"副产品"之一就是给孩子带来愉快或纯粹的乐趣。在游戏中，孩子常常并非为了追求游戏的结果，而是为了使自己的认知、情感、动作等方面得到充分和自由的发展，从而获得兴趣和情感上的满足。游戏让孩子的生活充满欢声笑语，没有孩子不喜欢游戏。

游戏对于儿童的心理发展起着至关重要的作用。例如，角色游戏需要孩子在游戏中想象自己的角色，并与他人的角色进行互动，因此可以充分锻炼孩子的想象力和交流能力。有研究发现，那些自发参与到角色游戏中的儿童，和其他不擅长游戏的儿童相比，前者往往更友好、更受欢迎、更富表现力、更擅长合作、更富创造力，更容易换位思考，并且较少出现冲动与攻击行为。令人惊讶的是，如果儿童在幼儿园阶段参与到社交模式的游戏中，那么小学一、二年级的时候，他们会在社交以及社交认知方面表现出优于同龄儿童的成熟度。皮亚杰也提出，游戏是儿童智力活动的一种，是儿童智力发展的一种手段；游戏帮助儿童解决情感冲突，实现现实生活中不能实现的愿望。因此，游戏对孩子的身心发展有着不可或缺的作用。

（2）传统游戏可以促进孩子的身心发展

随着现代社会的发展，很多传统游戏也开始消亡，这种消亡便导致了孩子在心理需求上不满足和心理发展不足。首先，孩子充满好奇心和探索精神，喜欢追求新奇的、有趣的事物，游戏能很好地满足他们这部分心理需求。因此，当孩子没有多少机会玩游戏时，电子设备便会乘虚而入，替代了传统游戏在孩子生活中的地位。其次，游戏的缺乏往往伴随着孩子动作能力、认知能力、团结协作能力的落后，即孩子身心发展的落后，进而导致孩子出现问题行为。例如，有些网络成瘾的孩子就是因为在现实中人际交往受挫，才转而投身于网络寻求安慰和认同感。

在现代社会中，我们确实面临着传统游戏消亡的危机。邻里之间的交流减少、父母陪伴孩子的时间减少、同龄孩子之间的交往减少，都会进一步导致孩子的游戏时间减少。因此，家长应该尽可能地为孩子创造游戏的机会，例如周末带孩子进行户外活动、鼓励并组织同龄孩子之间的游戏行为、多陪孩子一起玩游戏等。

延伸阅读

家长如何参与孩子的游戏

孩子在家里玩游戏时，家长如果参与进去，能提高孩子对游戏的兴趣，孩子也能学到更多的东西。那么家长应该如何参与孩子的游戏呢？

与孩子一起玩，一起乐

家长应以平等的态度参与孩子的游戏，跟孩子一起玩，一起乐。游戏的主角是孩子，家长不要包办代替。如果孩子遇到了困难，家长可以启发并鼓励孩子克服困难。有的家长看见孩子拼图拼不出来，就亲自动手替孩子拼，这样的做法是不对的，因为家长代替太多了，孩子的能力就会得不到充分的发展。

让孩子充当主角

家长不要指挥孩子。游戏中，如果家长过多地指挥孩子，会使孩子失去游戏的兴趣。家长应当鼓励孩子从错误中去寻找答案和解决问题的方法。在引导孩子时，应当用商量的口吻，如"我看这块积木放在这儿比较好"。

激发孩子的游戏情趣

当孩子的游戏玩不下去时，家长可以激发孩子兴趣。玩娃娃的游戏时，由于4岁多的孩子经验还不多，只知道拍布娃娃睡觉，这时家长可以用语言提醒他："你的娃娃饿了没有？"孩子就会想起来，喂娃娃喝水，吃饭。

让孩子专心致志的游戏

在游戏中，发现孩子的坏毛病要及时纠正。如果孩子不专心，不爱护玩具，东跑跑，西看看，家长就要提醒他。此外，家长要给孩子创造良好的氛围，不要把电视机打开，也不能随便干扰孩子的活动，尽量不让外界因素分散他的注意力，这对培养孩子专心致志的游戏习惯有好处。

总之，家长只有参与孩子的游戏，才能更好地激发孩子的游戏兴趣，同时使游戏的内容更有趣。

4. 值得关注的群体：留守儿童

留守儿童，是我国广大农村、城镇地区的一种特殊儿童群体的称谓，主要是指由于双亲外出打工而不在父母身边生活，不满十六周岁的未成年人。2016年底，民政部、教育部、公安部等多部门公布了对农村留守儿童摸底排查后的统计数字，将父母双方均不在身边的儿童定义为"留守儿童"，统计出共有902万。

根据前文所述，父亲、同伴和游戏对于儿童的身心发展有着举足轻重的作用，而留守儿童却面临着"三缺失"的危机，因此成了被手机绑架最快的人群。

缺父亲：留守儿童的父母都外出打工，其监护人往往是祖辈，因此大量留守儿童面临着缺父亲陪伴的现实。

缺同伴：由于父母长期不在身边，亲子交往严重缺失，留守儿童对同伴群体的依赖性更强。但同时由于缺乏与同伴交流的经验、技巧和父母的帮助、指导，一旦他们在同伴交往中遇到自身无法应对的困惑、问题或挫折，并且得不到及时解决，积累起来就可能产生一系列连锁反应，形成不同种类较为严重的同伴交往问题。例如：自卑、孤僻，对同伴交往恐惧；情绪不稳定，对同伴表现出敌意或有攻击行为；与某些同病相怜的同伴结成"小团体"等。这些都使得留守儿童的同伴关系不容乐观。

缺游戏：留守儿童父母长期缺位、家庭结构断层或缺失，致使亲子游戏缺失；监护人大多缺乏对儿童游戏价值的认同，使其对待儿童游戏以及与儿童游戏的互动中存在着明显的封闭性；随着网络的发展，电子游戏已经渗透到留守儿童的生活中，剥夺了儿童亲近自然和参与群体活动的机会。

因此，对于留守儿童们来说，"三缺失"增加了他们滥用网络的可能性，导致他们的互联网使用情况不容乐观。

三、家长最关心的问题

（一）孩子什么时候可以玩电子游戏

1.3周岁之前的幼儿禁止接触电子游戏

儿童保健专家认为，3岁以下幼儿，应禁止接触电视和其他电子产品。

过早接触电子产品的弊端不容忽视，儿童若长时间与电子产品打交道，零碎的符号式机器思维，将代替人的逻辑思维，其创造力、想象力和注意力很难得到锻炼。过度迷恋电子产品，对儿童的认知和感情发展会产生不良心理影响。儿童亲笔写汉字有助于记忆，也可从中明白字义，而习惯在键盘上打字的孩子，电脑代替他们纠正错误，电子产品的使用减少了其学习的机会，破坏了书写、拼字技能。

而且，过早使用电子产品对儿童的危害还在于：长时间在屏幕前，电磁辐射将影响孩子正在发育的脑细胞；过早关注电脑、手机等，易使其对电子产品产生眷恋，与同伴的交往兴趣下降。

有专家称，家长应限制儿童玩平板电脑的时间。美国儿科学会认为，不应让2岁以下儿童玩平板电脑。

对于婴幼儿阶段的孩子来说，一方面，各种形状、颜色、纹路以及其他物理属性通常都能吸引婴儿和蹒跚学步的幼儿，于是画面精美、音效丰富的电子游戏尤其能激发孩子的兴趣，为低龄儿童探索世界增添新的素材，使他们的探索变得更有乐趣。但另一方面，电子游戏也可能成为一种消极的分心刺激。幼儿时期一项重要的发展任务就是建立自我,他们要认识到自己与其他人、与周围的世界是不同的。对于还分不清自己和周围的物理世界之间界限的低龄儿童来说,电子游戏的世界可能太过复杂,充满了虚构的幻想。因此,在婴幼儿阶段,应该避免孩子接触电子游戏,可采用其他一些丰富有趣的玩具(如各类发声玩具、积木等)帮助孩子探索世界。

2.4~6岁的学前儿童在家长陪伴下每天玩电子游戏在20分钟左右

对于学龄前儿童来说,他们已经具备了伪装的认知能力,能够模仿不存在的原型,并以游戏的方式来反映现实(不仅是外部的现实世界,还有他们内心的感觉世界),并且他们不太容易分心,能够把全部的注意力投入到游戏中,因此电子游戏可以为他们提供更广大、丰富的世界。但同时,学龄前儿童通过身体的探索,发展良好健全的运动技能,更有助于未来认知能力的发展,进而理解周围的世界。虽然大多数的电脑和游戏机游戏都能够给儿童提供练习手眼协调性的机会,但是它们却忽略了健全的运动技能,并且通过软件和输入设备限制了儿童对特定活动的探索。因此,在学龄前阶段,家长可以给孩子接触一些电子游戏,陪孩子一块玩,但玩电子游戏的时间不宜过长,应控制在每天20分钟左右,并辅以一些动作操作的游戏,如积木、户外活动等。

3.7~12岁学龄儿童上网游戏控制在30分钟内

对于学龄儿童来说,他们的大脑已经发展到可以享受电子游戏的画面感和真实感,且在心理上也已经可以接受游戏关卡和不同难度水平的挑战。除此之外,学龄儿童也发展出了与同伴合作的能力,使得他们能够享受电子游戏的互动性。最后,电子游戏丰富的内容也能充分激发学龄儿童的兴趣,使用得当,电子游戏可以有效地促进孩子的心理发展。一款深受孩子喜欢的游戏,可以在游戏中充分调动了孩子的想象力、计划能力、审美能力等。当然,由于电子屏幕对孩子视力的危害,课业的需要,学龄儿童的电子游戏时间不宜过长,以每天半小时以内为宜。此外,家长应注意选择一些符合孩子心理需要且合适的电子游戏，避免一些带有暴力、色情的电子游戏。

📖 延伸阅读

别让"电子保姆"害了孩子

"电子保姆"泛滥成灾

这样的场景您一定不陌生：高铁上，几乎每个孩子都抱着个触摸屏，沉浸其中，与同时玩手机的家长姿态极为相似；饭店里，孩子面前摆个播动画片的手机，家长就能吃顿安生饭；在家里，使用看动画片、玩游戏等"大招"，家长就能趁机偷个懒儿……现在，让手机、平板、电视机等"电子保姆"看孩子，似乎成了新潮流。

专家认为，电子产品在培养孩子的专注力、手眼协调能力、激发学习兴趣方面有着独特的优势，但如果把握不好时、度、效，"电子保姆"就会变成"狼外婆"，吞噬掉宝宝的视力、智力、体力及其他。

中国互联网信息中心数据显示，截至2018年6月，20岁以下网民已占全体网民的21.8%，其中年龄低于10岁的网民约有2900万。在人们享受"电子保姆"便利的同时，"触网"低龄化背后的隐患应引起足够重视。

"电子保姆"伤身

首先是对眼睛的伤害，现在很多"小眼镜"近视早、程度重，和过多使用电子产品密不可分。长期一个姿势看电子产品，颈椎病及缺乏运动导致的问题随之而来，语言发育也会受到影响。英国的一项调查显示，有语言障碍的少年儿童在6年间增加了71%，与智能手机、游戏机等电子产品更多地进入儿童生活有一定关联。因为使用电子产品是被动、单向的交流，与正常社交的形式不同，让孩子沉迷于电子产品而非日常交际生活，会给孩子语言发育造成不良影响。

"电子保姆"伤"心"

孩童时期是早期想象力、注意力形成的关键时期。有科学家做过实验，同样是白雪公主的故事，一组孩子读书或听故事，另一组看动画片，结果前者无论是复述能力还是记忆力，都比后者更精准、更牢固。在想象力方面，前者"一千个孩子心中有一千个白雪公主"，后者则被禁锢了想象力，认为一千个孩子心中只有一个白雪公主。对婴幼儿来说，因为动画比图片、文字更生动，沉迷其中，会对书籍失去兴趣；因为电子游戏比捉迷藏、丢手绢更有趣，孩子会在虚拟世界里畅快不已，真实世界反而变得虚无缥缈……将来，孩子不爱上学，畏惧与人相处，都有可能因此而来。

"电子保姆"毁了孩子

在注意力方面，心理学家研究发现，孩子3岁以前看电视的时长，和以后注意力障碍问题的发生率密切相关。因为电子产品感官刺激多，让孩子被动沉浸于此，难以自拔，最终会导致网瘾。网瘾已经被国际社会鉴定为精神疾病的一种。据调查，网络成瘾的孩子，很大程度上是父母导致的。作为家长的马云，曾为戒掉儿子的网瘾，让妻子辞去了工作。他在董事会上这么说："我不会在网络游戏上投一分钱，我不想看到我的儿子在我做的游戏里出不来！"

当心"电子保姆"成为"狼外婆"

对孩子而言，最好的老师是家长，最好的关爱是陪伴。作为家长，很多人已被手机"绑架"，每天醒来第一件事是看手机，临睡前最后一件事也是看手机，手机离手就不安、发慌，不刷朋友圈就觉得少了点什么……试想，当您把手机当成"亲密伴侣"时，孩子能不对电子产品产生浓厚兴趣吗？作为家长，您今天偷得"刷屏"半日闲，明天可能就会追悔莫及徒枉然。所以，当心"电子保姆"成为"狼外婆"，绝不是危言耸听。

当然，电子产品不能简单地与"狼外婆"画等号，在信息化时代，电子产品对孩子的成长不可或缺，只是如何使用问题。原国家卫生健康委员会在《儿童眼及视力保健技术规范》中建议，0至6岁的儿童，每次操作电子视频产品不宜超过20分钟，每天累计时间建议不超过1小时。在指导孩子使用电子产品时，除了要控制时间外，还有讲究内容选择的艺术、掌握合理引导的技巧等。所以，要想真正用好这个"电子保姆"，家长其实一点也不轻松！

（二）孩子已经沉迷网络了，如何教育

1. 先改变父母，再改变孩子

在改变孩子前，父母先要改变。绝大部分沉迷网络的孩子都处于家庭关系紧张的状态，包括亲子关系、父母关系、家庭其他成员关系。甚至可以这么说，孩子的网瘾是家庭功能失调的表现。所以，除非父母先改变与孩子的互动模式，建立一个与以往大不相同的家庭氛围，让孩子能够有足够的支撑力，回到现实生活当中来，才能让这种改变持之以恒。

【案例】母亲扮演了引路人，让孩子摆脱网瘾的故事

一位中年妈妈的亲身经历：儿子深陷于网络游戏中，让我日益担忧。那天，我特意停下手中的工作，带儿子去看心理专家，没想到儿子竟如此无礼地拒绝我。无奈之下，我只好一个人去见心理专家，希望能从他那里得到拯救儿子的办法。专家告诫我说："现在唯一的办法就是投其所好。他喜欢玩网络游戏，你就要表现出对网络游戏也很感兴趣的样子，并投入其中。实际上你的目的就是要把他从中带出来。"

接下来的日子，我便经常坐在儿子身边陪他上网，每当他打败对手或得到什么礼物时，我都会夸他，问他是怎么打的，能否教我。在儿子的指导下，我也学会了玩这种游戏，而且级别也不断上升。但这并不是我的目的，所以我便开始想办法转移孩子的注意力。

那天，儿子为得到一条野生绿老虎费了好大一番功夫，感到非常疲惫。我趁机提醒他，成天玩电脑会引发颈椎病、腰肌劳损、手指抽筋等各种网络综合征，影响身体健康发育，建议他和我一起出去走走。儿子也很想休息一下，只是刚才玩得太兴奋忘记了，经我这么一提醒，很高兴地答应了。那晚，我们一直到晚上10点才回家。更出乎意料的是，过去没上网就不肯睡觉的儿子，这次竟主动地提出想睡觉。那一刻，我开心地笑了，儿子的这个细微改变使我看到了一丝曙光。

从那以后，我都会尽量挤出时间和儿子待在一起，找一些儿子感兴趣的话题，加强和儿子的沟通，带他到外面散散步，上街买衣服。此后，儿子上网的时间明显地减少了。我甚至看见他拿出久违的课本，认真地看起来。此时此刻，我百感交集，而儿子却紧紧地抓住我的手说："妈妈，谢谢你！我曾经以为你会彻底放弃我，我也以为我会在那条路上不可遏制地滑下去，但最后，你宽容、慈祥的母爱又使我对自己有了信心。谢谢你，妈妈！"儿子说这话时，我看见他的眼睛里有一种明净的光芒在闪动。

这位妈妈能够降低身份向孩子"请教"怎样玩游戏，先做孩子的学生，成为孩子的"知音"，教育意图隐藏在与孩子"同玩"中，适时将孩子对网络游戏的兴趣向其他方面迁移，最后成功地扮演了孩子摆脱网瘾的引路人。

2.丰富孩子的休闲娱乐生活

帮助孩子安排其他的生活重心。孩子离开网络后必然无所适从，离开了游戏、离开了网络上的朋友，孩子会觉得大量的时间无法打发。因此当务之急就是引导孩子把注意力转向其他方面，例如，带着孩子去登山、和孩子一起逛街等，通过丰富孩子的生活，让孩子的生活重心逐渐离开网络。

【案例】爸爸把小海从网游中带到大海边戏水、看海洋生物的故事

小海和其他男孩一样，喜欢打游戏，喜欢刺激的东西。最近新出的一款游戏，逼真庞大的场景、生动鲜明的人物，都让小海着迷。尤其是近一个月，小海经常长时间泡在电脑上，也不爱和爸爸、妈妈说话了，平时喜欢的运动，也很久没参与了，爸爸发现他这段时间瘦了、精神状态也不好，做事情也提不起精神，就是打游戏的时候能够有点精神。爸爸怀疑小海已经有网络成瘾的倾向，就带孩子去医院门诊就诊。医生了解情况后，建议父母带孩子到户外走走，不要整天待在家里，不要频繁到电脑旁待着。

想起小海很久以前就嚷着要去海边，爸爸就说带小海去海边吧，不但可以吹吹海风、踩踩海水，还可以带着画板去写生。刚开始，小海不愿意去，爸爸诚恳地邀请小海就去这一次，小海才恋恋不舍地离开了电脑。

到了海边，小海还挺开心的，看着开阔的海面，吹着咸咸的海风。沙滩上还有很多的贝壳，小海看到这些贝壳很感兴趣，就捡了起来。各种形态的贝壳、螃蟹、海星让小海兴奋不已，他捡到一个就马上拿给爸爸看。爸爸发现小海对海洋生物很感兴趣，就跟他一个个说起来。小海专注地听着，发现原来海洋世界如此博大精深，有很多神秘莫测、变化多端的东西，很有意思。后来，借这次机会，爸爸和小海捡了很多贝壳回去，查了书籍，把它们都分门别类的收集起来。之后爸爸又有好几次带小海到海边去捡贝壳，他收集的贝壳越来越多，最终还登上了学校的"特别兴趣排行榜"的榜首。小海感到很有成就感，渐渐地也就很少玩游戏了，而是在课余时间里研究海洋生物，还当了他们班的生物课代表。

说起这些经历，小海说："一开始在网络上打游戏，有很炫的画面和打败怪兽的成就感，后来发现大自然的神秘，更是变化莫测，通过收集贝壳使我主动看了很多关于海洋生物的书，最开心的是我还上了学校排行榜，当了课代表，这些真实的兴趣和成就感，让我更自豪，也就不喜欢那些虚幻的游戏了。"

3.着力培养孩子的自我控制能力

新习惯的建立离不开孩子自我控制能力的发挥，也就是说，自我控制能力是孩子"戒除网瘾"的重要心理支持。可以采用一些恰当的手段培养孩子的自我控制能力。例如，帮助孩子建立正常的生活作息，因为有能力过规律的生活，就代表拥有自制能力。在这一过程中，父母应该采用孩子能接受的方式沟通，可以问问孩子自己希望怎么样安排正常作息，跟孩子友好地商量："这样吧，你这个年龄正在长个儿，如果能睡眠充足，作息正常，那就会有好的体格，以后才更讨大家喜欢。"除此之外，父母可以鼓励孩子进行体育锻炼。有研究表明，持续不断的体能锻炼，不但对孩子的身体健康大有帮助，对孩子的自我控制能力也会大有提升。

4.以鼓励的态度面对孩子的改变

只要孩子做到了，并按他们自己原先制定的计划进行，例如每天锻炼、正常作息，父母这时需抓住机会大大地奖励。奖励可以是口头上的称赞，"孩子你太棒了！你说到做到，是很不容易的事情"，也可以是一些适度的物质上的奖品，例如孩子心仪已久的运动鞋、CD等等。万一孩子没做到承诺的事，也可以适时地给他们一些惩罚，而这惩罚的规则需要与孩子事前共同制定。有研究发现，如果让孩子自己决定奖励或惩罚，他们更能努力遵循规则。需要注意的是，在戒网的过程中，孩子往往会出现反复的行为，比如今天没上网明天却又上网了，这是正常的现象，家长千万不要过分焦急。

（三）孩子上网需要注意些什么

1.充分参与孩子的上网行为

低龄的儿童一定要在家长陪同下上网。家长可以主动给孩子下载一些画图软件、识字软件、益智游戏，这些资源凭借良好的影音效果和无可代替的互动功能，有时比起传统的书本更容易让孩子接受，也更能引起孩子的学习兴趣，可谓学习娱乐两不误。

2. 制定上网规则

在孩子有了一定的识别能力后，家长可以和孩子共同制订上网条约。包括每天上网的时长（例如每天半小时以内）、上网的内容（例如引导孩子去一些儿童网站上探索，限制孩子去某些不适宜网站）和上网的安全事项（例如不可暴露自己的真实身份；未经家长同意，不要跟陌生人网友见面等）。

3. 鼓励孩子探索

对孩子限制太多，很容易产生"令而不行，禁而不止"的后果。不尊重孩子的思想和意愿，往往容易使他们走到家长意愿的反面。因此，家长应该鼓励孩子在儿童网络中自由穿行，按自己的意愿选择喜欢的活动方式，这样会促进孩子的发展。例如，鼓励孩子在BBS论坛上进行评论，倾听他们的发言，适时对发言进行引导，这样才更容易走进孩子的心灵世界。此外，家长要学习些网络知识，做好孩子成长的引路人。

4. 维护孩子的身体健康

家长可以采取以下一些手段，避免上网对孩子身体造成不适：电脑屏幕调至与孩子的视线平行或者稍低；椅子太大时，可以在椅背处放个靠垫，增加舒适感；把控孩子每次上网的时长，防止孩子长时间盯着电脑屏幕；不要让孩子在黑暗的房间使用电脑；每次孩子使用电脑后，让他看看绿色植物，眺望一下远处，带领孩子做一做幅度稍微大些的伸展运动等等。

（四）孩子网络交友，家长如何监管

青少年上网交友聊天，说说心里话，交流感情本无可厚非，但若无自我保护意识则容易惹祸上身，且过分沉溺于网络交友也会有许多负面影响。因此家长对于孩子网络交友的监管重点在于安全性和适度性。

1. 在安全性方面的监管

在安全性方面，家长需要注意以下一些内容：

①提醒孩子注意保护个人隐私及信息。在网上不要轻易给出能确定身份的信息，包括家庭地址、学校名称、家庭电话号码、密码、家长身份、家庭经济状况等。未经家长同意，不在网上发布自己的照片。网络交往中，在透露任何真实的隐私信息前，应多一分警惕，不轻易上当受骗。如必需要给出，一定要征询家长的意见。

②面对"网友"的盛情邀请，告诉孩子要保持警觉，以免上当。尽量不要单独会见网友，如果真的需要见面，要到公共场所，而且必须在亲友的陪护下进行。告诉孩子单独在家时，不要让网上认识的朋友来访。

③提醒孩子网上交友一定要保持清醒头脑，不能轻信对方的话。

④受到带有攻击性、淫秽性、威胁性等语言的信件或信息时，教育孩子不要回答或反驳，要马上告诉家长或通知服务商。

2. 在适度性方面的监管

在适度性方面，家长需要注意把控孩子的上网时间，不要让孩子长时间地上网。家长也可以通过成为孩子聊天软件好友等方式，密切关注孩子的上网行为。

除此之外，网络交友属于人际交往的类别之一，家长们在监管之余也可以好好利用孩子的网络交友行为。例如，在孩子进行网络交友的过程中，可以提醒孩子真诚待人、关心他人的观念是十分重要的，培养孩子的交际能力，让网络交友也成为滋养孩子心灵的途径之一。

（五）什么时候给孩子买手机

乔治·凯撒家庭基金会2010年一项调查发现，在美国，14~17岁的孩子中，有85%的孩子拥有一部手；11~14岁的孩子中，有69%的孩子拥有一部手机；

8~10岁的孩子中，有31%的孩子拥有一部手机。总之，相比于父母这一代人，孩子拥有手机的时间会提前得多。在决定具体什么时候给孩子买手机这个问题上，家长应该结合实际，从以下几个方面考虑：

孩子的发展阶段。对于初中之前的孩子来说，他们的心理发展还不全面，自我控制能力较差，这时孩子如果拥有手机，可能会因难以控制自己的行为而沉溺其中。此外，初中之前的孩子时间感觉能力也较差，也就是我们常说的对时间长短没概念。例如，家长跟孩子说玩二十分钟停止，孩子往往会毫不自觉地就玩了一个小时，丝毫意识不到自己已经超时了。因此，在孩子过于年幼时，不建议给孩子购买手机。

孩子对手机的用途需求。如果孩子很想要手机，父母应该和孩子沟通清楚，他们想用手机来做什么。通常孩子用手机有以下一些用途：

①写作业、查资料。现在很多老师都在手机上布置作业，有些作业是要求在网上收集相关资料的。对于这类情况，家长不得不支持。

②社交需求。孩子越大，越容易受同龄人的影响，尤其在进入到小学高年级和初中后，孩子同伴归属感的需要会越来越强烈，当同学们都在用手机交流时，而他没有手机，便会产生一种孤独感。当家长看到了孩子内心的这份需求，孩子会有被理解的感受，然后双方一起商定使用手机聊天的具体规则，会比较有效。

③娱乐需要。在现代社会中，孩子的娱乐活动除了游乐场、公园，更多的场景转移到了线上游戏。在这种情况下，父母可能需要思考一下自己是否忽略了孩子的游戏需要，是否应该多和孩子一起游戏。

（六）如何管理孩子使用手机

共同制定手机的使用规则

在使用手机前，家长和孩子需要共同制定规则，以免"野马脱缰"。制定规则的原则是：越具体，越易行，例如：

①什么情况下可以用手机：在老师要求的作业中，有上网查阅资料时可以使用，但在学习期间禁止玩游戏。

②什么时候可以玩手机：可以开辟一个自主时段（例如20:00–20:30），在按要求完成作业后，允许孩子跟同学聊聊天或玩半小时游戏。

③什么时候不能用手机：上课时不能玩手机，写作业时不能玩手机，吃饭时不能玩手机等等。

④手机该如何保管：规定20:30可以使用手机，21:00过后，手机要交给父母保管。

⑤什么情况下手机会被没收：在上课时玩手机，或玩手机已经影响到了学习和休息，这时手机会被没收。

界定手机的使用内容

网络世界的信息太丰富，伴随着有很多风险，因此父母需要为孩子找到清晰的边界。例如：

①规定手机上可以装什么程序。

②如果孩子用手机玩游戏，父母需要确定是什么游戏，每天或每周能玩多长时间，这款游戏是否需要付费等。

③不要将银行卡或者信用卡绑在孩子的限时通讯软件和游戏上。如果使用的手机内容需要付费，必须征得父母同意。

④一旦孩子违反了规定，该给予具体的惩罚是什么。

（七）孩子想买手机，买什么样的比较合适

手机的款式需要根据孩子的发展阶段和使用需要共同决定。在这里提供两种可行的思路：

其一，如果孩子年龄较小，且只是为了日常通话方便，买个功能简单的廉价手机（如老人机）即可，过于复杂的功能会使年幼的孩子分心。如果为了上网查资料、简单的线上交流，可以把自己淘汰下来的旧手机给孩子用。如果还

需要更多的功能，可以考虑购买一部智能手机，但不宜太过昂贵，不可一味满足孩子的"名牌虚荣心"。

其二，西雅图家庭治疗师乔·兰福德提出，父母可以给青少年购买两部移动手机，一部是他们渴望得到的智能手机，另一部是廉价的功能手机。父母可以和孩子达成协议，比如，如果他们想留下智能手机，那么父母必须掌握所有密码或定期检查，如果他们打破了协议，那么只能暂时使用功能手机。这样，父母既可以保证孩子的安全，也可以满足孩子对电子产品的渴望，创造"双赢"的局面。

（八）孩子爱玩手机怎么办

1.找准原因，对症下药

弄清孩子爱玩手机的原因。孩子依赖手机的原因各不相同，主要包括以下三种：

①社交型依赖。手机通讯录里有200个好友，聊天软件里有300个好友，各种群里面还有400多个好友，这么强大的人脉关系让孩子难以割舍。

②游戏型依赖。手机里面的网络游戏特别多，在长期的战斗中积累下来的等级和经验使得孩子成就感爆棚，倍感满足。

③娱乐型依赖。手机里面好友不多，游戏不多，全部都是电影、音乐、照片，弄得孩子心猿意马，不想写作业总想摸手机。

因此，如果孩子特别爱玩手机，家长最好先分析一下自己孩子到底是属于哪一类的，这样才能对症下药，找到应对方法。

2.明确态度，堵不如疏

现在这个时代，手机、电脑作为生活的工具，跟剪刀、钳子一样，已经完全融入了我们的生活，将来也会更深刻地融入孩子们的生活中。如果我们把这个生活工具当成妖怪，一味禁止孩子接触，对于孩子的成长来说未必是件好事。另外，"围堵"的方式只会激化孩子的好奇心，让孩子对手机产生更浓厚的兴趣，抓住机会就猛玩一通，更容易沉迷其中。所以，给孩子恰当的引导和规定，让孩子正确地使用手机，才是最好的办法。

3. 身先示范，修身律己

家长要以身作则。俗话说"近朱者赤，近墨者黑"，试问，如果一个家长在孩子面前频繁玩手机，有何立场不让孩子玩手机呢？因此，家长应该尽量避免在孩子的面前玩手机。

家长要身先示范，修身律己，给孩子做出榜样。

4. 丰富孩子的业余生活

有的爸妈特别忙，根本无暇顾及孩子，这时候孩子就会利用手机来消磨时间，长此以往，就对手机产生了依赖感。因此，父母需要做的就是让孩子的生活丰富起来。例如，给孩子很多有趣的图书、带孩子一起读故事、带孩子到户外去活动玩耍、慢慢培养孩子的各种兴趣。当孩子的业余生活多彩有趣时，他对手机的渴求也就没有那么强烈了。

5. 建立和贯彻手机使用规则

一个科学的规则可以有效引导孩子的行为。家长应该和孩子共同商议这一规则，制定细致的奖励和惩罚措施，并贯彻执行。例如，家长可以和孩子共同制定一个时间表，引导孩子安排自己的课余作息时间，规范孩子的手机使用时间。再例如，家长可以跟孩子约法三章，每天可以玩半个小时，但是一定是在作业全都完成之后，而且如果玩的时间超过半个小时，那么下次就要相应地减少时间。

第六章 互联网"军规"：三大纪律，八项注意

　　从农耕时代到工业时代再到信息时代，技术力量不断推动人类创造新的世界。互联网，正以改变一切的力量，在全球范围掀起一场影响人类所有层面的深刻变革，人类正站在一个新的时代的前沿。中国从1994年接入互联网，现已过去20年有余。互联网改变了人们的购物方式，沟通和交往方式，表达方式，信息处理和记忆方式。而如今，集诸多应用于一身的移动互联网，正在改变我们的心理与行为。如果说，人性本身是不随互联网等技术工具的发展而改变的话，那么互联网为人性在网络空间的表达和延伸提供了一个前所未有的场所。在互联网中，人性的潜能得以发挥，善意与丑恶同在，机遇与挑战并存。一方面，互联网赋予了每一个孩子无限的可能，让个人力量增强、个人价值释放，成为孩子心理发育中难以忽视的技术工具，同时，作为"互联网原住民"的新时代儿童，也面临着建立大数据、零距离、趋透明、慧分享、便操作、惠众生等互联网思维的社会要求，在这个意义上，杜绝孩子上网既不具有现实可行性，又不具有时代适应性。另一方面，互联网中高刺激的碎片化信息，影响着孩子的专注学习与深度思考，对于正在处于智力与心理发展关键期的孩子来讲，如果不加以合理管控，就会产生极为负面的影响，这一负面影响集中体现在对孩子的延迟满足、注意力控制、心理韧性等关键心理能力的破坏。

　　面对着挑战与机遇共存的互联网时代，给孩子建立明确的上网规则便显得尤为重要。本章为家长提供了简明扼要的互联网"军规"——三大纪律，八项注意，以保障孩子在获取网络红利的同时，不被网络固有的特征所侵害。互联网军规需要家长与孩子在深度交流、达成共识的基础上一起合作执行，方能保

证孩子掌握健康上网的技能，从而适应互联网时代的生活。

一、三大纪律

（一）孩子有权上网，家长有权监管

互联网合理使用的第一原则是不可因噎废食，现代社会中令孩子完全脱离互联网会导致更多的问题出现。同时家长在孩子开始触网，就要承担起监管的责任。

在某种程度上保证孩子对互联网的合理利用还是非常重要的，因为孩子的某一些基本需求是可以在互联网中得到很好的满足，例如：

1. 认知需求

孩子在成长的过程中，往往对周遭的事物充满好奇。而网络便利和自由的特性恰好为他们提供了一个了解外部世界最好、最便捷的方式。网络上的信息量不仅庞大，内容也是丰富多彩，极大地满足了他们的好奇心和求知欲。

2. 自我实现的需求

每个孩子都希望能发挥自己的潜能，喜欢得到别人的肯定，这就是所谓的"自我实现需求"。有些孩子在学校的成绩不够优秀，与伙伴相处得也不够融洽，情绪上总是很低落，缺乏自我实现的满足感。而在他们玩网络游戏时，相对而言较容易体验到成功的快乐，况且游戏输了，可以自己做主，不断地重复，这些都大大满足了他们自我实现的需求，生活中却不能如此。

3. 人际交往的需求

有些孩子个性比较内向，不太善于和同学或伙伴相处，而在网上却能交一大堆的朋友。原因就是网络具有可匿名性的特点，可以让他们突破许多心理障碍，对着陌生人畅所欲言，弥补了他们现实生活中交友不畅，也达到了宣泄情绪及交流的目的。

4. 学习的需求

现代教育的信息化程度越来越高，无论校内还是校外，不少课程都通过互联网来完成，很多作业都要通过网络提交，何况互联网就像过去的图书馆，已经成为孩子们学习的巨大型信息库。掌握基本的网络技术，也是孩子们学习的重要本领。

（二）明确规则，坚决执行

1. 制定奖惩分明的上网规则

奖惩分明。如果孩子能遵守自己的承诺，要表扬他是一个有诚信的人，同时要适当地给予奖励；如果孩子不能遵守自己的承诺，要批评他无诚信，并且告诉他，讲诚信是做人最起码的道德，既然没有讲诚信，就应该受到惩罚。惩罚的方式可征求孩子的意见，让这种惩罚变成孩子认为理所当然的事，就不会产生逆反心理了。最好从小学低年级开始制定上网规则，具体内容可随孩子的成长而变化。

2. 奖惩措施可以参照积分制

对孩子设立积分制度进行奖励是目前很流行的一种教育方式。因为这种奖励手段简单而高效，几乎不需要亲子之间的互动，这似乎为家长们提供了一种解脱方式。要想知道孩子为什么不愿意写作业，要花费不少时间和精力，但是如果我们用积分奖励制度，比如做完作业可奖励半小时看电视的话，孩子很有可能会妥协。积分制管理根据孩子们喜欢玩游戏的天性，让孩子在挣积分的过程中有玩游戏的感觉，并得到快乐。比如：如果积够100分，可以买一本他喜欢的课外书，或者他喜欢的别的小礼物；如果不买可以积攒起来；如果达到1000分就带他去旅游，到"海底世界"和"动物园"玩，开拓他的视野。当孩子表现优异时，用奖分的方式肯定孩子的好习惯，既激励了孩子的上进心，又能培养孩子的性格。当孩子犯错时，用扣分的方式传递给孩子信号，让他们知道自己做得不对，这样解决了孩子不想听到家长讲大道理的问题，让孩子更懂得沟通与责任的意义。通过儿童积分制管理，可以发现每个孩子的内心都是渴望上进，奖分其实就是鼓励和肯定了他的价值，让孩子心中有一个目标。当获得一次旅游，一份小礼物，就可以让孩子感到温暖和甜蜜，不断激发孩子的上进心和培养他们的责任感。

3.不要给孩子太大压力

同时，在设定奖惩措施时，也要注意，不要给孩子太大压力。有些孩子之所以逃避到网络世界中，是因为在现实世界里承受不了过大的压力。在网瘾青少年中，有不少高智商或从前学习成绩好的孩子，但他们的父母往往对他们的要求会更高，期望过高，导致家长一味地溺爱和偏袒孩子，时刻与老师沟通掌握孩子的一举一动。当孩子在学习中已经非常尽力但仍然遇到困难时，有些家长仍然坚持自己的孩子非常聪明，但就是因为偷懒、贪玩才导致成绩下降。过大的压力使孩子不堪重负，他们就会寻找一切机会逃避这种"爱"，甚至完全放弃学习。

在必要的时候，惩罚对于教育孩子也是有效果的。科学研究表明，如果运用恰当，暂停目前的活动或其他类型较独断的惩罚教育方法也是起作用的。需要注意的是，在选择暂停之前，父母应该告诉孩子什么行为（对小伙伴进行攻击、吼叫）会使父母选择暂停。

（三）高质量陪伴，多元化游戏

由于孩子暂时不具备良好的自我管理能力，上网时需要父母的陪护，不能把孩子交给网络，这一点在刚刚接触网络的时候尤为重要。陪伴并不是说家长要盯着孩子上网，而是说要引导孩子有效使用网络。

值得一提的是，父母在陪护孩子的时候，必须做到自己的陪护是高质量的，即"人在心也在"。高质量的陪伴不但对孩子安全使用网络有益，更对孩子的身心发展有很大帮助，具体体现在：

第一，父母的陪同玩耍能让孩子感受到自己的重要性，让亲子之间有更多的共同话题。

第二，父母陪伴既是对孩子的一种陪伴，也是对自己的一种陪伴，可以让成人有更好的品质去和孩子相处。可以在陪伴孩子的同时干家务，让孩子也参与到家务中来。

第三，当父母陪孩子玩耍时，孩子能学会如何与人合作玩耍，也能从成人身上学到很多优秀的品质。当父母通过工作陪伴孩子时，孩子会学会如何独自玩耍，这是他陪伴自己的时间。这样的陪伴是孩子真正需要的陪伴。

第四，当他独自玩耍时，他在发展自己的自我；当父母陪伴他玩耍时，他的自我又是放下的。这两种陪伴相结合，孩子既有发展自我的空间，也有放下自我的时候，这才是健康的发展状况。从孩子的健康角度出发，这样养育的孩子才能拥有真正的自我。

📖 延伸阅读

如何做到高质量陪伴孩子上网

标准很清楚：人在心也在，对孩子全然的关注。当家长一边玩手机，一边和孩子在一起时，这不是陪伴，因为此时心并不在孩子那里。家长也要学会放下电子产品，和孩子一起去接触世界、探索世界，培养孩子的兴趣、爱好和对世界的好奇心。孩子在现实生活中，很少有人陪他玩，与他交流，如果长期在这样的环境中成长，他可能会转向网络，去满足自己的一些心理需求。一个孩子出现问题，并不一定是这个孩子本身的问题，有可能是整个家庭系统的问题，所以需要整个家庭和孩子一起来预防网络成瘾。言传不如身教，如果家长成天拿着手机或平板度过自己的闲暇时光，久而久之，孩子也学会了只对电子产品感兴趣，通过网络来满足自己娱乐的需求，而对其他事情不感兴趣。多和孩子进行"面对面"的沟通，多给孩子讲故事，多陪孩子玩，如果孩子和你沟通，请放下手机，关闭电脑，认真倾听，把时间交给孩子。

不论是睡前的五分钟，还是饭后一起洗碗的时光，请确保你每天都有时间陪在你的孩子身边。如果你的孩子拒绝和你待在一起，那就试图去共享一些孩子喜欢做的事情：放学后一起打乒乓球，每晚一起品会茶，在周一的晚上一起走去买冰淇淋，每天一起做顿早餐，或是周日早晨一起打篮球。孩子们会在被外界事物困扰的时候，迫不及待地想要和父母一起做这些事情来缓解自己的消极情绪。不要指望在每一次交流过程中你的孩子都会变得亲近无比。但如果你主动创造了足够多的机会和你的孩子在一起，那亲近感自然而然就产生了。

家长是孩子的第一任教师，也是孩子的终身教师。"其身正，不令而行，其身不正，虽令不从"，家长的行为是孩子无声的榜样。因此，处在网络时代的家长，更要通过学习努力提高自身各方面素养，以应对现实的挑战。要想使孩子养成良好的网络道德和上网习惯，家长必须为孩子做好榜样，特别是家长与孩子共用一台电脑。如果要求孩子不要有"网瘾"，家长首先不要有"网瘾"。因此，处在网络时代家长，平时要严于律己，文明上网，身先士卒作表率，给孩子潜移默化积极影响。

二、八项注意

（一）注意合理规划孩子的上网时间

数字时代，让儿童完全离开网络世界是不现实的，那么相应的家庭教育和监护也不能等同于过去，如何做好数字时代的家长是摆在很多父母面前的新课题。一味地限制孩子使用网络，往往只会获得反效果，孩子会对网络更加依赖和好奇。但不加约束的方式，也会让孩子受到互联网负面影响的冲击，产生网瘾等不良习惯。这就要求，父母以开放但有节制的态度面对儿童与互联网的课题。我们需要帮助孩子明白哪些事值得他们花时间去做，哪些是浪费时间。要教导孩子认识、控制和引导自己欲望的能力，让他们注意到自己上网的时间是不是过多，为他们找一个平衡。具体的做法是详细记录孩子每件事所花费的时间，来查看孩子在网上所花费的时间是不是太多，以及孩子给每件事情安排的时间是否合理。建议家长把电脑放在客厅，同时在电脑中安装能记录或控制上网时间的软件。

美国和加拿大两国的儿科协会指出，1~2岁幼儿不应接触互联网（如电脑、手机、MP3或MP4等现代电子产品）；3~5岁幼童接触的时间，每天不应超过1小时；6~18岁儿童，每天应不超过2小时。如果超出允许范围的4~5倍，孩子们的身体、心理和精神方面，都将受到严重损害，甚至危及他们的生命。专家强调，缺乏时间规划地使用互联网，等于毁灭孩子的未来。

（二）注意限制孩子的上网场所

现代的孩子需要上网时，应尽量在家里，不要去网吧，只有在家中上网，家长才能够实现对孩子上网行为的有效监控，指导孩子正确使用网络，并且定期检查孩子的上网内容。有条件的家庭应该为孩子购置电脑并联网，杜绝或减少未成年学生到营业性网吧去活动的现象。虽然国务院已经颁布的《互联网信息服务管理办法》，对网络信息传播的内容与形式进行了规范，但在鱼龙混杂之处不可避免地会有不法者出现，让孩子在家中上网相对比较安全。

（三）注意了解孩子的上网内容

要告诉孩子，上网有各种危险和陷阱。正如他们去上学，路上可能有遇上坏人的风险，在网上也有很多陷阱和各种危险。因此，不要与陌生人聊天、约会，更不要把家里的电话、地址告诉陌生人。父母是孩子的保护人，有责任告诫他们有关事项，所以孩子上网的权利不是无限的，家长管制上网不是对自由和隐私的侵犯，是合法行为。

家长要在尊重孩子的前提下监督孩子网上浏览的内容。家长一旦发现孩子进入不健康的网站或阅读不利于健康成长的信息，应进行耐心的批评教育，有必要的可通过禁止一段时间上网来惩罚他们；对未成年孩子的上网，家长要如同检查作业一样，不定时地检查他们的使用记录，发现孩子误进不健康网站，应及时教育引导，发现不良信息则及时清除；家长还可以有意识地向孩子提供一些适合孩子的网址，应结合孩子的心理特点引导孩子向追求知识和锻炼能力的方向发展。

（四）注意提前对孩子进行网络安全教育

父母要做的第一件事就是让孩子明白，他们上网活动，基本上是公开的。许多来自互联网的威胁与和陌生人面对面的交谈是极为相似的，孩子们应该明白如果他们自己并不了解与之打交道的这个人，那么他们就是在和陌生人打交道了。

明确地了解什么样的网站是适合访问或可接受的，使用互联网有什么样的规则。给孩子举出良好、合适和易于理解的例子，说明上网时应该注意什么，确保他们知道，当他们对上网内容有疑惑时，可以及时求助。

家长需告诉孩子发电子邮件和网上发表评论不撒谎、不骂人；不上色情网站和交友网站；不得消除上网和发邮件记录；不要轻易打开陌生人发来的邮件，以及不要轻易点击网站链接与轻信里面的内容；没有经过父母同意，不要把自己及父母的真实信息，如姓名、住址、学校、电话号码和相片等，在网上告诉其他人。如果看到不文明的信息或图片，应立即告知父母。进入聊天室前要告知父母。必要时由父母确认该聊天室是否适合学生使用。不要在各个聊天室之间"串门"。在聊天室中，如果发现有人发表不正确的言论，应立即离开，自己也不要在聊天室散布没有根据或不负责任的言论。

近年来，因网络出现的"问题少年"越来越多，轻则因网络荒废学业，重则出现性格孤僻或品行道德问题等，甚者触犯刑法。这些事例无疑是对引导学生合理使用网络最好的反面教材，家长应该进行适当的举例，可以让孩子深知过度上网的后果，引以为戒，更好地进行自我监督和自我控制，拒绝"网瘾"，这也是网络教育的一项重要内容。除此之外，在网络交友方面，家长也应该通过一些交友不慎的反面例子来加强学生的自我防护意识、规范学生的网络交友途径。

（五）注意让孩子明晰网络社交规则

家长要制订网络世界中的社交规则，孩子们通过网上和同龄人交流去寻找自我，这种交往是需要被正确引导的。我们需要仔细思考在网络世界中的交往应该遵守什么样的规则，并且告诉孩子们如何在这个虚拟的世界里遵循我们的价值观和道德观。这里有几条指导准则，家长可以结合实际情况进行补充、改动，把它变成要给孩子讲的准则：不要使用任何伤害和威胁他人的词语；不要使用辱骂和污秽的词语；不要编造和传播谣言；不要使用语言去恐吓和欺负他人；不要欺骗他人；不要答应你做不到或不想做的事。上网时，要有很强的依法行事的意识：不恶意制造、传播流言，不侮辱他人人格，不进行诈骗活动，不泄露国家机密，不制造、传播病毒，不利用网络破坏公共设施等。总之，上网时要有很强的依法行事的意识。

（六）注意培养孩子的自我管理能力

究其根本，孩子能够抵御互联网的不良影响，还是得靠自我管理。家长的外部指导与监控，最终也会内化成孩子的自我管理能力。所以，互联网使用反而成了孩子锻炼自我管理能力的场所。家长可以和孩子一起在互联网的合理使用中，建立网络合理应用的根本——孩子的自我控制能力。

1.孩子自我控制能力的基础是安全感

父母可以回忆一下，自己是否做过或见过这一类的事情：在商场里，孩子看中了一件玩具非常想要，但父母觉得家里已经有很多玩具了，而这一件与之前的也没什么区别，于是拒绝了孩子的要求。孩子开始要脾气甚至哭闹，于是父母试图转移孩子的注意力来安抚孩子，但不太奏效，于是父母说："你看，咱们今天没有带够钱，今天先回去，等下次有钱了就来买。"但实际上，父母心里非常清楚，绝对不会有"下一次"了。很遗憾，这种行为不仅是对亲子之间信任的破坏，也是对孩子自控力的一种破坏。自控力会随孩子年龄增长而增长，但对于心智尚不成熟的低龄儿童而言，他们只能思考眼前的、可触摸的、确定的东西，因此只有当他们知道父母的承诺一定会兑现时，他们才能发挥自己微弱的自控力。但这种哄骗的行为毫无疑问会让儿童对未来的收获产生怀疑，从而抛弃得到两颗棉花糖的可能性，直接吃掉放在眼前的棉花糖。所以，各位爸妈要严肃对待自己给孩子的任何承诺，承诺了就一定要做到，做不到的就一定不承诺。

2.妈妈在孩子自控力形成中扮演了重要角色

从宝宝出生，妈妈们总是会更多地承担照顾孩子的工作，并且与孩子之间的关系也更为紧密，因此要想帮助宝宝提高自控力，妈妈必须先学会建立合适的教养标准，既不能一味满足，也不能一味剥夺。因为如果只有在妈妈的监督下孩子才能做到，那反倒形成依赖性了。培养孩子的自律是逐步让孩子学会管好自己。

3.爸爸的参与非常必要

出于主客观的原因，爸爸在育儿过程中的参与是有限的，妈妈们更多地从生活上照顾孩子，爸爸则主要陪孩子玩耍。但是爸爸在游戏过程中会更加直接地提出要求，并让孩子依照规则游戏；也会有更多剧烈的、冒险性的身体活动，这些都是爸爸能够给予孩子的，而这些内容有助于帮助孩子克服自身的缺点，学会利用已有条件来面对外部世界，也有助于培养孩子的规范意识。所以爸爸们要多多陪孩子们玩耍，对于年幼的孩子们来说，玩耍是他们的必修课，有爸爸做导师，他们能在这个过程中学到更丰富的内容。

提升孩子自我管理能力的具体建议

一是树立自律的榜样。从一个被教育者的角度来看，没有任何"言教"能胜过"身教"。"父母是什么样的人"远比"父母对孩子做什么"更重要。

二是手把手教孩子自律。自律不是天然就会的。它是需要学习才能不断增强的一种能力。教育者自己开始追求自律，就会逐渐学会很多自律的方法和策略。

三是引导孩子去发现目标。通常，我们认为，一个人是先有了目标，然后通过自律去实现目标。然而，这个逻辑恰恰反了。一个人的目标，通常是在他有了自律的生活之后才产生的。

（七）注意发现隐患，及时排除

网络游戏成瘾是一种出现认知和行为症状的网络游戏模式，包括逐渐失去对游戏的控制、耐受，以及出现戒断症状，类似于物质使用障碍的症状。有网络游戏障碍的个体会持续坐在电脑前参与游戏活动而忽略其他活动。他们通常每天花费8~10小时或更长时间，每周至少30个小时来从事这些活动。如果被阻止使用电脑和回归游戏，他们会变得激越和愤怒。他们经常长时间不进食、不睡觉。正常的生活责任，如学习，工作，家庭义务都被忽视。这种状况与使用网络赌博障碍的区别在于没有输钱的风险。有一些环境因素也起着"推波助澜"的作用，将孩子一步步"推"向网络。

1. 家庭不和谐的隐患

研究发现，90%有网瘾状况的青少年都来自家庭紧张的环境。

有个15岁的女孩，原本是个循规蹈矩的好学生，之所以开始喜欢外出上网，其实与一年前父母开始吵着离婚大有关系。有许多孩子和她一样，当他们明显感觉到家庭中亲人的关系出了状况时，为了逃避这个令人不快的环境，就会沉迷到网络之中，因为在网络的世界中，他们不需要面对父母的争吵不休，甚至于肢体暴力等让人不知所措的状况。

2. 亲子关系障碍的隐患

当孩子觉得跟父母无法沟通，不被理解，或无法接受父母的教育方式时，因倍感压力就会兴起反抗的念头。而当反抗失败，心中积累了许多郁闷，这时网络对他们来说，就会是排解郁闷的一个渠道。

一个16岁网瘾男孩的独白：“其实每天在家里上网也很闷的，生活一成不变，十分无趣。可我会持续这样做，父母越不让我上网，我就越要这样做，只有这种方式我才能躲开排山倒海的压力，并且成功地气到爸妈。”可以说，青少年上网是一种逃避，是他们缓和焦虑情绪的一种手段，是他们对现实的无望及家庭教育和社会教育反抗失败的一种补偿。

3. 学习上遇到挫折的隐患

有些孩子在小学的时候成绩一直名列前茅，可升入重点中学之后，因为竞争加剧，成绩就下滑了。原本自信满满的孩子，现在感到挫折不已，如果父母这时没有及时挺身而出，给孩子提供情绪上的辅导和协助，孩子的自信就会一落千丈，而遁入网络世界中，去寻找成就感。

曾有位家长说，他17岁的孩子，原来成绩一直都很好，在升中学后无法适应巨大的竞争压力，可在网络中他却找到了满足感，凭借自己的聪明智慧，他现在可以在四五千人上线的网络游戏中排名第一、第二，表现非常优异。对他来说，在课堂中没有办法得到的成就感却在网络中找到了，也使他更加不愿再回到课堂。

4. 人际交往受困的隐患

对青春期的孩子而言，赢得同伴的接纳和赞许是很重要的心理任务。有些孩子因为性格比较内向、孤僻，或外形不够讨好等，而无法在现实生活中完成与同学良好相处的任务。若还受到周围同学一些玩笑式的嘲讽："你太逊了，根本不配……"就容易逃避人际关系，躲到网络上去。

网络是孩子暂时的心灵避难所，孩子之所以沉迷网络，根源在于家庭功能的失调。所以只有父母先改变与孩子的互动模式，建立一个与以往大不相同的家庭情绪氛围，让孩子能够有足够的情绪支撑力，愿意回到现实生活当中来，才能让孩子改变，并持之以恒。

当家庭关系及情绪氛围有所改变时，孩子就不需要到网络上去寻求庇护，慢慢地就会摆脱网瘾，回归真实生活。

（八）出现网瘾，求助专业人士

怎么初步判断孩子是否网络成瘾，家长可以参考本书第二章中列出的DSM-5网络成瘾判定标准。如果怀疑孩子有网络成瘾倾向，一定要请专业人士帮助诊断，再进一步地干预与治疗。对于已经染上网瘾的孩子，家长需要密切关注，配合社区、学校等单位进行合理干预，必要时，直接向专业人士进行求助。以下专业人士是我们可以求助的对象：

1. 精神科医生

精神科医生一般是医学院毕业，擅长精神诊断并且有处方权，一般在国内医院精神科，还有精神专科医院可以找到，在综合性医院的临床心理科也可以找到。

2. 临床心理学家

临床心理学家，一般接受过临床心理学领域的系统培训，擅长心理治疗或心理咨询。临床心理学家在训练过程中会进行实践实习，并接受专业督导。

3. 心理咨询师

心理咨询师主要提供心理服务。心理咨询师要接受系统的心理学理论培训和心理咨询的实践训练，通过多种手段的心理干预来给患者提供帮助。

4. 其他

目前在我国还有一些接受过系统心理知识与技能培训的专业工作者，诸如学校的心理教师、社会工作者等，也可以给患者提供相应的帮助。

参考文献

［1］American Psychiatric Association. Diagnostic and Statistical Manual of Mental Disorders［M］. Arlington, VA, American Psychiatric Association, 2013.

［2］Lillard AS, Lerner MD, Hopkins EJ, et al. The Impact of Pretend Play on Children's Development: A Review of the Evidence［J］. Psychological Bulletin, 2013, 139（1）: 1-34.

［3］Somerville LH, Jones RM, Casey BJ. A time of change: behavioral and neural correlates of adolescent sensitivity to appetitive and aversive environmental cues［J］. Brain and cognition, 2010, 72（1）: 124-133.

［4］Wang L, Luo J, Bai Y, et al. Internet addiction of adolescents in China: Prevalence, predictors, and association with well-being［J］. Addiction Research and Theory, 2013, 21（1）: 62-69.

［5］方富熹, 方格. 儿童发展心理学［M］. 北京: 人民教育出版社, 2005.

［6］高文斌, 陈祉妍. 网络成瘾病理心理机制及综合心理干预研究［J］. 心理科学进展, 2006, 14（4）: 596-603.

［7］李文革, 沈杰, 季为民. 中国未成年人互联网运用报告［M］. 北京: 社会科学文献出版社, 2014.

［8］李先忠. 聚焦新生代——青少年网络成瘾与网络游戏研究和调查［M］. 北京: 地质出版社, 2006.

［9］刘卓娅, 孙艳, 余毅震. 青少年睡眠时间静态活动与超重肥胖的关系［J］. 中国学校卫生, 2012, 33（3）: 311-313.